LA SALUD MENTAL
NO EXISTE
LA SALUD, SÍ

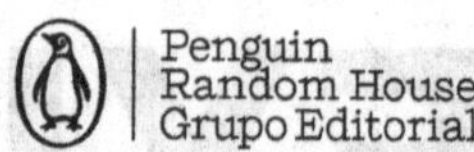

Primera edición: febrero de 2026
Segunda reimpresión: abril de 2026

ISBN: 979-13-87598-58-7

156867464

DR. JOSÉ LUIS MARÍN

LA SALUD MENTAL NO EXISTE
LA SALUD, SÍ

GROU

LA SALUD MENTAL NO EXISTE

LA SALUD, SÍ

DR. JOSÉ LUIS MARÍN

*Para Begoña, lo mejor que me ha pasado.
Y para Paloma, Ignacio, Juan y José Luis,
unas personitas maravillosas*

Índice

Con ánimo de provocar

Llevo más de cuatro décadas viendo a todo tipo de personas pasar por mi consulta. He escuchado miles de relatos de sufrimiento humano y he sido testigo de los síntomas más diversos. Durante mis primeros años como médico y psiquiatra, cuando la psiquiatría era todavía una especialidad recién nacida, pensamos que habíamos descubierto la fórmula para resolver todo lo que nos estaba ocurriendo como especie. Creímos que los fármacos y la genética, la medicina y la química nos iban a salvar. Nos hicimos esa promesa como profesionales, y también se la hicimos a las personas que acudían a nosotros. Lo íbamos a curar todo.

Ha pasado casi medio siglo y esas promesas no se han cumplido. Si dejamos de lado las mejoras innegables en cirugía y algunas enfermedades que sí se tratan ahora con muchísima más facilidad, como las infecciosas, podemos decir sin miedo a equivocarnos que el modelo en el que pusimos toda nuestra fe no nos ha servido de mucho. ¿Por qué puedo afirmar algo así? Por algo tan sencillo y objetivo como los números. Tenemos más enfermedades crónicas, más suicidios infantiles, más fracaso escolar, más pacientes medicados, más psicólogos, más psiquiatras. Todos, profesionales y pacientes, nos damos cuenta hoy de que la promesa de que íbamos a curar la mayoría de las manifestaciones del sufrimiento sigue sin cumplirse.

Hoy más que nunca, a la gente le pasan cosas. A ti también: no puedes dormir, estás enfadado, no tienes interés por las actividades cotidianas, estás aburrido, estás harto, te llevas mal con todo el mundo, no quieres comer o, al revés, necesitas comer en exceso, no consigues concentrarte… A ti te pasan cosas, y nosotros, que no hemos aprendido a curarlo, sí hemos aprendido a ponerle una etiqueta. Lo llamamos depresión, o trastorno por ansiedad, o fobia social, o bulimia nerviosa o TDAH, y mandamos a esa persona que sufre a su casa con una receta para un medicamento que, en el peor de los casos, estará tomando toda su vida. Dejamos de preguntarnos qué le hace sufrir, qué ha pasado en su vida antes de venir a vernos, cómo creció, quiénes eran sus padres, dónde y cómo vive. La persona desaparece junto a las preguntas que no queremos hacer. Y solo queda el diagnóstico.

Decía Ortega y Gasset que la única función social de un intelectual es la provocación, así que lo digo: la depresión no existe, la ansiedad no existe, la fobia social no existe. La salud mental no existe. Existe el sufrimiento de esta persona detrás de todas las etiquetas, por supuesto que sí, pero cada uno de esos diagnósticos los hemos inventado los profesionales porque convienen al sistema, no al paciente. ¿Qué es la depresión? Una manera de estar mal, una manera de expresar un sufrimiento individual que nunca nunca se manifiesta solamente a través de lo mental. Nada de lo que hacemos como seres humanos es solo mental o solo corporal. Todo buen enamorado sabe que el amor afecta al corazón igual que al cerebro, como todo aquel que se haya declarado alguna vez sabe que los nervios se llevan en el estómago tanto como en la mente, y así ocurre con todas las emociones. Por eso aquella promesa de que curaríamos lo mental con un fármaco para el cerebro ha demostrado ser una enorme cortina de humo que durante mucho tiempo nos ha impedido ver cómo funciona realmente la salud.

Casi todo lo que creemos sobre la depresión y otros trastornos mentales está equivocado o es contradictorio. Y casi todo lo que hacemos para tratarlos está mal hecho o es insuficiente. En la evolución de la ciencia vamos siempre por ciclos que nacen y se agotan, y en la psiquiatría llevamos muchos años siguiendo los mismos planteamientos sin obtener resultados, así que ha llegado el momento de reconocer que necesitamos algo nuevo. El modelo sanitario actual se ha terminado, está obsoleto. Hay que dinamitarlo por la más simple de las razones: porque no funciona. Es la única reacción puramente pragmática que nos permitirá dejar de depender de un sistema levantado a base de parches y construir uno que trate a sus pacientes como personas completas y complejas.

Necesitamos una nueva manera de entender al ser humano. Volver a colocar a la persona en el centro, comprender su historia, dar importancia a qué le ha pasado por encima de lo que le pasa en el momento. No aliviaremos el sufrimiento de nadie a base de sumar psiquiatras, psicólogos, medicinas, psicofármacos, diagnósticos, etiquetas. No es cuestión de más, es cuestión de otro enfoque, otro modelo, otro sistema. De otra forma de mirar.

Después de casi cincuenta años dedicados a la consulta, la investigación y la formación de profesionales, mi aportación a la medicina, la psiquiatría y la psicoterapia está casi completa, pero necesitaba poner palabras a lo que llevo tanto tiempo elaborando en silencio.

Este libro nace con la voluntad de provocar, de despertar conciencias y de generar cambios. Si consigo mover una pequeña pieza en la conciencia de algún lector, y eso termina impactando en algo a nivel colectivo, mi viaje habrá valido la pena.

PRIMERA PARTE

ANATOMÍA DEL MALESTAR

Capítulo 1

La falsa dicotomía entre cuerpo y mente

Hace aproximadamente cuatro siglos, el ser humano dejó de ser un todo indivisible. Mucho de ello se lo debemos a René Descartes, creador de la famosa dicotomía cartesiana que estipula que las personas estamos sustancialmente divididas entre la *res cogitans* y la *res extensa*. El pensamiento y lo corpóreo. El alma y el cuerpo.

A raíz de la filosofía de Descartes, se empezó a hacer una separación clara entre el cuerpo y la mente, y, con ella, se instauró una dicotomía entre la salud corporal y todos los otros elementos de la vida. Para la medicina, tratar el cuerpo se convirtió en algo fundamental: se crearon facultades con ese objetivo y se asumió que la biología era la guía esencial para la salud. No fue hasta la llegada del siglo xx cuando empezamos a entender la importancia de la psicología y, como resultado, se abrieron nuevos espacios y nuevas facultades a través de las que investigar esta área. Las dos entidades que había imaginado Descartes quedaron reflejadas en esta división de la salud presente desde su misma educación. Había un edificio para lo corporal y un edificio para lo mental, y el ser humano quedaba, así, definitivamente fragmentado.

Esta división cuerpo-mente se mantuvo durante mucho tiempo, pero también llegó un momento en que empezó a ser criticada y reevaluada. Cuando yo empecé a estudiar Medicina, escuchaba a médicos y a psicólogos renegar de la dicotomía cartesiana y asegurar que era una teoría que no se podía seguir manteniendo. Por entonces, la medicina ya había demostrado que hay una relación clara entre cuerpo y mente. Hoy sabemos que las funciones cerebrales no existen como algo abstracto, e incluso hemos comprobado que no solo se organizan en el cerebro, sino que tienen mucho que ver con el funcionamiento de otros sistemas corporales, como el intestinal o el inmunitario. Al contrario de lo que Descartes decía, nuestra mente no discurre separada de lo corpóreo, sino que los fenómenos mentales están incorporados en todo nuestro cuerpo. Los médicos renegamos abiertamente del modelo cartesiano, que ha quedado caduco, y hablamos convencidos del error de Descartes. En la práctica, sin embargo, no hemos hecho nada para desmontar sus teorías, que siguen definiendo cómo entendemos, enseñamos y ejercemos el cuidado de nuestra salud.

Profesionales de la enfermedad

No solo continuamos con la distinción entre cuerpo y mente a través, por ejemplo, de las distintas facultades, sino que lo que ha ido haciendo la medicina es fragmentar y fragmentar el cuerpo en partes cada vez más aisladas. En medicina, el ser humano ha dejado de ser un todo. Hoy en día, cada una de sus áreas se centra en una parte o un sistema del cuerpo, creando la ilusión de que un profesional de la salud puede focalizarse en ello y olvidarse de que una fractura de tibia, por ejemplo, provoca una respuesta ansiosa o de que una enfermedad del estómago es capaz de debilitar las defensas de nuestro sistema inmune.

¿Por qué nos pasa esto? En gran parte, porque el médico que existía a principios del siglo XX, ese médico que sabía un poco de todo y escuchaba al paciente, ya no existe. Con la ola tecnológica de mediados de esa misma centuria, el ser humano mató a Dios y colocó la promesa tecnológica en su lugar. La tecnología pasó a ser el nuevo mito, el nuevo dios, y nos hizo creer que lo podríamos curar todo. Los avances de la ciencia nos permitieron comprender el funcionamiento de cosas más pequeñas y nos llevaron a focalizar más y más el conocimiento. Hoy hemos alcanzado progresos importantísimos en campos como la biología molecular, pero esta dirección que ha tomado el conocimiento está al servicio de la ciencia y no de la salud. Sí, sabemos más sobre el átomo o sobre las moléculas. Cada vez conocemos más sobre cosas más pequeñas, pero menos sobre el ser humano en su totalidad. Estamos aprendiendo a tratar enfermedades específicas y trastornos muy concretos de nuestro cuerpo, y acumulamos más y más información sobre nuestra anatomía, pero no promovemos una vida más sana. Vargas Llosa, en su discurso de aceptación del Premio Nobel, nos alentaba «para que no retrocedamos a la barbarie de la incomunicación, y la vida no se reduzca al pragmatismo de los especialistas que ven las cosas en profundidad, pero ignoran lo que las rodea, precede y continúa». Sabemos más de la enfermedad, pero menos de la salud. Hoy en día, nuestros hospitales y centros asistenciales han perdido esos médicos todoterreno y están llenos de licenciados en Medicina, que básicamente son especialistas en enfermedades. De todo el currículo de Medicina, de todas sus horas de estudio, solo un cuatro por ciento de las clases están dedicadas a la enseñanza de las humanidades, a que los futuros médicos aprendan competencias relacionales que les permitan tratar con sus pacientes. En su lugar, se prioriza el estudio de un modelo biomédico que sigue negando la importancia de la relación entre mente, cuerpo y contexto, y se impulsa a los jóvenes estudiantes a especializarse. Este refuerzo se repite durante todos los años de carrera y se enfatiza en el MIR, que prioriza a aquellos que se saben a la perfección las enfermedades y la bioquímica de su área, aunque no se les haya enseñado a tratar a su paciente como lo que es, un ser humano con sus miedos y preguntas. Es un modelo que facilita una carrera profesional en la que acaban siendo jefes de servicio o catedráticos de universidad los perfiles más especializados, que, a su vez, siguen girando la rueda de esta medicina cada vez más deshumanizada y parcialista.

Hace muy poco tiempo, el doctor Julio Zarco, catedrático de la Universidad Complutense de Madrid, publicaba en un diario de tirada nacional que «producimos profesionales de la salud muy mal cualificados desde el punto de vista humano». Si esto sigue así, lo que vamos a aprender en nuestras facultades no será otra cosa que veterinaria, o veterinaria de mamíferos si nos ponemos puntillosos. Hay muy poca diferencia entre el corazón de un cerdo y el de un humano o entre la fisiología renal de un chimpancé y de una persona. Lo que diferencia a un humano de un chimpancé es, precisamente, ese cuatro por ciento de humanidades que estamos ignorando.

Con esto no quiero decir que los médicos sean personas negligentes que no se interesan por sus pacientes. Nada más lejos. Un médico es alguien que quiere aprender sobre el cuerpo para ayudar a los demás, pero que, en el proceso, acaba siendo la primera víctima de este sistema que los convierte en profesionales de la enfermedad y no en cuidadores de la salud. Solo en Madrid, más del cuarenta por ciento de los médicos de UCI y un veinticinco por ciento de la población médica general reconocen experimentar el síndrome de *burnout*, provocado por el estrés y el agotamiento constante en el trabajo al sentir que no están cumpliendo con lo que se habían propuesto. ¿Cómo lo van a cumplir si es el propio sistema el que les impide promover la salud de forma integral?

Tenemos que pensar que los estudiantes de Medicina no representan a la población general, sino que ya de partida son un grupo sesgado de jóvenes que han pasado sus años de instituto dedicados al estudio para poder cumplir con las notas de corte que pide la carrera, que en España son altísimas. En la universidad, les repiten que la especialización es el camino, que la ciencia es la palabra de Dios, y, así, como te pasaría también a ti y como me pasó a mí en su momento, se instaura en ellos la creencia de que el mejor médico posible es el especialista. Lo normal es que, para cuando empiezan a ejercer, hayan hecho suyo el modelo biomédico y poco humanista que les han enseñado en las aulas, porque es muy complicado mantener un espíritu crítico o salirse del camino cuando todo lo que te rodea señala hacia un mismo tipo de medicina. A muchos de los médicos que entran a trabajar, la carrera les ha colocado unas orejeras que les impulsan a desoír otros tipos de pensamiento o a concebir al ser humano como un todo. Por deslizamiento, sin querer, hemos desarrollado un narcisismo profesional que, a veces, nos complica el pensamiento crítico.

Son esos mismos médicos los que, diez años después, están quemados, desmotivados, agotados y aburridos de repetir hasta la saciedad los mismos protocolos insatisfactorios. Se han hecho parcialistas pensando que eso les haría ser mejores médicos, pero sus expectativas de ayudar a sus pacientes no se han cumplido. Sienten que no pueden hacer nada por ellos, que no pueden escuchar sus historias u ofrecer soluciones. Quieren dejar de ejercer y se preguntan qué ha fallado. Todos somos víctimas de esta medicina fragmentaria y deshumanizada que no capacita a sus trabajadores para ver enfermos, pero ellos han sido las primeras víctimas. Querían ser profesionales de la salud y se han convertido en profesionales de la enfermedad.

La salud mental no existe

Una de las frases que más me gusta repetir y que tiene mucho que ver con el legado que todavía arrastramos de Descartes y de la fragmentación de la medicina es que la salud mental no existe. Tenemos que dejar de hablar de salud mental como algo con entidad propia, separado del resto de nuestras circunstancias, y, en su lugar, incidir más, precisamente, en nuestras circunstancias.

Este concepto que tanto repetimos hoy en día como contraposición a la salud corporal es un concepto vacío. De hecho, algunos investigadores advierten de que estamos en peligro de excedernos hablando sobre él. Sostienen que las campañas relacionadas con la concienciación de la salud mental ayudan en el caso de algunos trastornos de identidad en los jóvenes que requieren tratamiento, pero también alertan de que tienen un efecto negativo en otros y hacen que interpreten de manera exagerada sus síntomas, y piensen que tienen más problemas de los que en realidad son. En un artículo publicado el año pasado, dos psicólogos investigadores de la Universidad de Oxford acuñaron la expresión «inflación de la prevalencia» debido al incremento de los informes de síntomas leves o pasajeros de trastornos de salud mental, y plantearon que las campañas de concienciación podían estar contribuyendo a esa situación.

En contra de lo que muchos creen, la salud mental es una idea reciente, algo que era imposible escuchar hasta hace poco más de cuarenta años. Antes de 1980, el dueto que ahora forman salud corporal y salud mental era otro bien distinto: salud o locura. Al no existir la idea de cuidar la salud mental, lo que subyacía era que la psiquiatría solo trataba a los locos, a los trastornados, a los que merecían estar en manicomios. Aquel estigma perseguía a la profesión y, por supuesto, a todos sus pacientes, hasta que, en la década de 1980, una corriente de psiquiatras británicos decidió cambiar las cosas y empezaron un movimiento al que llamarían «antipsiquiatría», cuya evolución conocemos en la actualidad como «psiquiatría crítica». Esto nos da pie a un inciso interesante: solo en las especialidades de psiquiatría y psicología existen corrientes o movimientos. No me imagino una «antioftalmología» o «antirreumatología», lo que nos debería dar idea de la complejidad «científica» de la disciplina. Pero ya llegaremos a eso.

Por aquel entonces, yo era todavía muy joven y no tenía ninguna repercusión entre mis compañeros, pero estuve enseguida encantado con el concepto que estaban desarrollando mis colegas más experimentados. Empezaron a organizarse, compartir enfoques e imaginar juntos otras posibilidades, bajo la idea de revisar cómo se estaban haciendo las cosas hasta el momento y aplicar los cambios necesarios para evitar que la sola idea de la psiquiatría se relacionase directamente con la locura. Así, para eliminar el estigma que la perseguía, se inventó la etiqueta de «salud mental».

En la teoría, esta nueva invención permitiría que la gente dejara de tener miedo a la psiquiatría y que los profesionales pudiéramos centrarnos en promover la salud mental en lugar de solo combatir ciertos trastornos. En 1986 se aprobó en España una Ley General de Sanidad que, con base en lo recomendado por este grupo de psiquiatras progresistas, abolía los manicomios e impulsaba un tratamiento más normalizado de todo lo relacionado con la recién inventada salud mental. Ya no tendríamos que esperar a que la gente se volviera loca —ni responder internándola en un manicomio—, sino que podríamos ensayar otros métodos para que esas personas recuperasen la salud y para que el resto no llegase hasta ese punto. Los manicomios se sustituyeron por las unidades psiquiátricas, y los centros de psiquiatría, donde se esperaba poder ofrecer una ayuda asistencial más cercana y atender a más pacientes, se renombraron como centros de salud mental.

En toda esta reforma, la idea de salud mental se usó como una manera política de evitar hablar de psiquiatría y acercar los cuidados psicológicos a todos los ciudadanos. Creo de verdad que quienes la inventaron lo hicieron con muy buen criterio, conscientes de un problema que estaba pervirtiendo esta disciplina, pero también pienso que no cumplió su cometido. En los recién creados centros de salud mental, asfixiados por la demanda, difícilmente se pudo hablar de salud. La misma ola tecnológica que había revolucionado la medicina llegó a la psicología y a la psiquiatría, y nos hizo creer que la ciencia y su hija predilecta en esta familia, la farmacología, nos permitiría resolverlo todo. Así, al llevar la mirada hacia todos los trastornos mentales que podrían tratarse y erradicarse a través de la tecnología médica y la farmacología, nos olvidamos de lo que no es enfermedad: la salud.

Llevamos mucho tiempo trabajando por la enfermedad y no por la salud, y, como no podía ser de otra forma, eso mismo nos ha ocurrido con la llamada «salud mental». La salud mental es un concepto vacío porque quienes hemos trabajado en sus centros jamás hemos podido trabajar realmente en ella. La psiquiatría crítica tiene razón al proponer nuevos enfoques y cuestionar los postulados de la psiquiatría tradicional, pero todavía no hemos conseguido evitar que lo que se enseñe en las facultades, y lo que tenemos la oportunidad de hacer quienes nos dedicamos a esto, sea tratar enfermedades. Si, al referirnos a salud mental, hablamos automáticamente de suicidios, de TDAH, de ansiedad, ¿dónde queda la salud? Desde que se creó la etiqueta, la salud mental no se ha conocido a sí misma, sino que se ha ocupado de los trastornos, de la locura. Nunca ha existido más allá de su función política de separarnos del estigma.

El ser humano no cabe en una resonancia

La realidad es que la fragmentación de la medicina no está funcionando ni para los médicos ni para los pacientes. Este relato de que podemos tratar una rodilla sin preocuparnos por el estado anímico del paciente que ha sufrido la lesión, o de que podemos tratar la salud mental a base de pastillas sin revisar qué más afecta al paciente solo nos está produciendo frustración, dolor y falta de respuestas. La medicina trata a seres humanos, y todos ellos tienen una mente y un cuerpo que funcionan en conjunto. Al contrario de la opinión de Descartes, ni lo uno ni lo otro van por libre.

Imaginemos a una mujer de treinta años, sana, feliz, con un buen trabajo, una rutina de ejercicio y una dieta saludable. Esta persona, Claudia, tiene buenas proyecciones laborales, quizá un viaje a otro país para una última entrevista con la que conseguir un importante ascenso, o puede que esté ilusionada porque está ultimando los preparativos de su boda y en unos días estará casándose, rodeada de toda su familia y amigos. Antes de esto, se va un fin de semana a esquiar a los Pirineos, con la mala fortuna de que se cae en una de las pistas y se rompe los ligamentos de la rodilla. De repente, se encuentra en un hospital andorrano, donde le explican que la tienen que operar, que pasará unos días ingresada y que a la salida tendrá que hacer una intensa rehabilitación. Claudia sabe que no se va a morir de esto, que está bien atendida en un hospital moderno y funcional y que se recuperará, pero, aun así, se siente angustiada. Ha tenido que cancelar su entrevista de trabajo o retrasar su boda, está postrada en cama las veinticuatro horas del día, y tiene dolor y dudas sobre lo que vendrá. Su fractura no es solo una fractura ósea, es también una fractura biográfica. Ese es el quid de la psicosomática, la posición que yo defiendo y que es mi brújula cuando ejerzo: la idea de que lo que nos pasa en el cuerpo también nos sucede en la mente, y viceversa. La psicosomática no es una especialidad, es una actitud, una forma de mirar. Con la visión psicosomática, no podemos tratar ninguna enfermedad o trastorno como una manifestación aislada en el cuerpo, sino que debemos entender cómo se expresa en todas las áreas, de lo biológico a lo psicológico y a lo social. En esa cama no hay una rodilla rota, sino una persona con emociones que están afectando a su estado. Como médicos, ¿cómo podemos seguir trabajando sin verlo?

Si me preocupa que gran parte de la comunidad médica ignore la visión psicosomática, es porque no estoy hablando de emociones como algo intuitivo que podamos decidir no ver, sino como una actividad cerebral medible. La explicación científica es muy sencilla. La angustia, el miedo o la rabia de Claudia, que tiene todo el derecho a estar cabreada por su suerte o triste por el cambio de planes, tienen una consecuencia en su estado de salud. Sus emociones movilizan sus sistemas defensivos y afectan a la actividad del sistema inmune a través de lo que llamamos «sistema psico-neuro-endocrino-inmunitario», que regula cómo se enfrenta el cuerpo a la lesión o la enfermedad. De esta forma, emociones como el miedo pueden afectar a la producción de hormonas como la calcitonina, que regula los niveles de calcio en sangre y es fundamental para que el hueso solidifique lo mejor posible tras una fractura, o la parathormona, también indispensable para que los niveles de fósforo y calcio permitan que el hueso se cure por completo. Por eso, cuando el profesional que atiende a Claudia encarga las resonancias necesarias para ver los detalles quirúrgicos de la lesión, pero no tiene tiempo para hablar con ella y conocer su estado anímico o mitigar su miedo y su angustia, solo está tratando una parte de su lesión. Al mirar a Claudia como si ella solo fuera su fractura, está ignorando la evidencia científica y, con ello, está tratando mal, de forma insuficiente, a su paciente.

Muchísimas de las complicaciones quirúrgicas que los cirujanos no siempre consideran tienen que ver precisamente con estados de ánimo que nos hacen más vulnerables, porque esas piernas rotas y rodillas fracturadas no son extremidades aisladas, sino que siempre pertenecen a una persona. A un paciente que lo estará pasando mal, que ve truncados sus planes, que tiene miedo al quirófano, que recibe demasiadas o ninguna visita, que no entiende bien lo que le está ocurriendo… Esto, que parece que entendemos mejor cuando pensamos en un diagnóstico canceroso o una enfermedad degenerativa, ocurre en cierto grado en todas las enfermedades y lesiones. Lo sé porque a mí también me ha pasado.

Cuando era más joven, me encantaba jugar al fútbol sala con algunos amigos. Yo era muy malo, y todos lo sabíamos, pero me encargué de montar el equipo y siempre reservaba el campo, por lo que mis amigos asumían que tenían que aguantarme. Jugábamos bastante y lo pasábamos muy bien, hasta que en uno de esos partidos me rompí un menisco. Por entonces, yo ya era un médico interesado en psicoterapia y psicología, y me gustaba estudiar el comportamiento humano, así que me tomé aquello como una posibilidad de meterme en la piel de mis pacientes. Me operaron mis amigos, en un hospital en el que todos me conocían, el Gran Hospital del Estado, hoy conocido como Hospital Universitario de La Princesa y en el que el traumatólogo era compañero y, aun así, lo recuerdo como una de las peores experiencias de mi vida.

La operación de menisco a la que me sometí era una operación sobre la que yo podía estar tranquilo, pero, a pesar de todo, fueron unos días complicados en los que sentí que me convertí en «el menisco de la cama 3», igual que mis vecinos de habitación eran «la cadera de la 8» o «el hombro de la 16». Pude percibir algunas de las dinámicas que se crean en los hospitales: los lugares comunes, la pseudoempatía que aparece cuando todo se hace de forma rápida y mecánica, la fragmentación, la deshumanización… ¿En qué ayuda a un paciente que el médico solo lo vea como un hueso roto? Seguramente, al profesional le sirve para involucrarse menos y para sobrevivir a la falta de tiempo y recursos del sistema, pero es un obstáculo añadido para la recuperación del paciente.

Cuando estás en una cama de hospital, dolorido, sin poder dormir o cambiar de posición, lo que necesitas es un profesional que te vea como a una persona entera y no como una enfermedad. Que te explique qué va a ocurrir, que intente hacerte la experiencia lo más llevadera posible y que entienda que hay una serie de emociones que es normal sentir y que pueden influir en el proceso.

Por ejemplo, como no podía descansar por el dolor de espalda provocado por estar inmóvil en una cama de hospital, pedí una pastilla para dormir que me habría ayudado a descansar, me habría ahorrado unas largas horas de dolor y me habría dado más fuerzas de cara a la recuperación de la lesión, y me la negaron porque esas pastillas son adictivas. ¡Pero si yo solo quería una para pasar la noche y descansar!

Negar ese tratamiento por esa posible adicción a largo plazo es ignorar las condiciones particulares de cada paciente y lo que hay más allá de la lesión. Puede que un Valium no sea el primer medicamento en que pensemos al hablar de una operación de menisco, pero un cuerpo descansado sana mejor que uno agotado, y un paciente que no sufre siempre será mejor que uno insomne y dolorido.

En el futuro observé, atónito, que esta manera de prescribir benzodiacepinas, en dosis pequeñas y pautas cortas, para indicaciones transitorias, conocidas, no se contempla, mientras que sí se recetan estos fármacos para manejar trastornos de ansiedad o insomnios de forma crónica, sin evaluar siquiera su posible etiología, es decir, sus causas.

Por eso, aunque a mi rodilla la trataron bien, yo sentí que a mí me trataron mal, que me vieron sin mirarme y me oyeron sin detenerse a escucharme. Es el resultado de este sistema que impide a los médicos mirar más allá de la fragmentación.

La psicosomática como visión

Todos los médicos sabemos que el estrés en un paciente afecta a la cirugía. También sabemos que las urgencias, así como los preoperatorios, son fábricas de estrés. Da igual que sea una lesión de rodilla jugando al fútbol, un accidente de esquí dos días antes de tu boda o una operación a vida o muerte para extirpar un tumor: es imposible no estar estresado si te van a operar. Y, en cuanto hay estrés, se ponen en marcha una serie de mecanismos que tienen efectos muy reales en nuestro cuerpo.

De forma inmediata, lo que sucede es que se activa un sistema que segrega adrenalina, la cual aumenta la tensión arterial y la concentración de glucosa en sangre, y cortisol, que disminuye el proceso inflamatorio. Esto está muy bien para un rato, pero a largo plazo pone en riesgo la recuperación, para empezar porque la inflamación es también un proceso defensivo. Una de las consecuencias de que haya mucho cortisol durante un largo tiempo es que nuestro sistema inmunitario pierde efectividad y nos volvemos más vulnerables a enfermedades infecciosas. Por eso en los hospitales hay tantísimas infecciones; porque hay muchas bacterias, sí, pero también porque hay muchas personas inmunodeprimidas como consecuencia de un estrés provocado por estar allí, a las que no estamos ayudando a tratarlo para reducirlo.

Cuando defiendo la psicosomática como actitud y no como especialidad, es porque soy consciente de que el estado de ánimo del paciente importa. El estrés importa, la rabia importa, el miedo importa. Esa rutina de algunos profesionales de dar una mala noticia y decir «no te preocupes» es lo más alejado que existe de la psicosomática. ¿Cómo le voy a decir a alguien a quien le acabo de dar un diagnóstico de un cáncer, o incluso de una rotura del ligamento cruzado de la rodilla, que no se preocupe? La propuesta psicosomática debería ser «nos vamos a preocupar juntos», «entiendo tu miedo, entiendo tu enfado». Cuando me lesioné la rodilla, yo ya estaba casado, no me perdí mi boda ni la oportunidad de un ascenso ni nada importante que pueda recordar. Seguramente, la lesión no me fracturó la vida de manera trágica, pero sí lo hizo en su escala. Estuve escayolado, tuve que hacer una rehabilitación dolorosa y, cuarenta años después, tengo una artrosis de rodilla que me recuerda la experiencia traumática. Aquella cosa tonta, aquel «no te preocupes, que no es nada», hizo que no volviera a jugar al fútbol como antes, que tuviera miedo y dolor, y que se me quedara una lesión para siempre. Si mis secuelas, que no son evidentes para nadie si no las comparto, siguen aquí cuarenta años después, ¿qué no les pasará a tantas y tantas personas que hayan tenido experiencias más graves?

Por eso, que estemos tan acostumbrados a decir «no

te preocupes» me parece una señal de lo abandonada que tenemos la empatía y del daño que está haciendo ese pequeñísimo cuatro por ciento de habilidades relacionales que los médicos estudian durante su formación. Como médicos, tenemos que aprender a hablar con los pacientes enteros, no con una rodilla. Tenemos que atender la lesión, pero también a la persona que lleva esa lesión. Si nos quedamos en lo primero, lo que estamos haciendo es bricolaje.

Desde la Federación de Asociaciones de Psicólogos y Médicos Psicoterapeutas de España, de la que soy presidente de honor, decidimos definir la psicoterapia como la aplicación de un método psicológico para el tratamiento de los trastornos psicóticos, neuróticos y de la personalidad, incluyendo los problemas en el cuerpo, la conducta, la relación con los demás, la vida cotidiana o la adaptación al entorno de un individuo y la salud en general. No hicimos la distinción entre enfermedades psicosomáticas y el resto de ellas, porque la realidad es que no existe un grupo de enfermedades psicosomáticas en oposición a las demás. Todas las enfermedades lo son. Y, de hecho, no se trata de mirar la enfermedad, se trata de mirar al enfermo. Porque la realidad es que todas las enfermedades afectan a personas y todas esas personas tienen un aparato psíquico que conecta sus rodillas con sus emociones, sus lesiones con su estado anímico. Frente a la fragmentación del cuerpo y la falacia de la división cuerpo-mente, la psicosomática es una manera de mirar al paciente y entender que no se puede separar lo biológico de lo psicológico. Que las emociones, los estados de ánimo, lo puramente mental afectan de forma definitiva a nuestra salud.

Capítulo 2

El trípode olvidado de la salud

«Un estado de completo bienestar físico, mental y social, y no solamente la ausencia de afecciones o enfermedades». A la definición de «salud» que ofrece la Organización Mundial de la Salud (OMS), y que en general tomamos todos como consenso, no se la puede acusar de falta de claridad. Es un estado de bienestar sobre tres patas que todos entendemos, pero que empieza a flaquear en cuanto nos salimos de la teoría. O, si no, ¿por qué insistimos en hablar de salud mental si sabemos que solo hay salud de verdad cuando existe bienestar en esas tres áreas? ¿Puede haber salud mental si no podemos pagar el alquiler? ¿Tendremos salud corporal si el estrés no nos deja dormir? ¿Y si nos vemos obligados a comprar alimentos ultraprocesados profundamente insanos porque no podemos acceder a nada más? Lo que tenemos claro en la teoría no se traslada a cómo tratamos la salud en la realidad.

Cuando vamos a un hospital, a un centro médico o a la misma facultad de Medicina, los ámbitos mental y social de la salud desaparecen y nos centramos solo en lo biológico: ¿dónde está la fractura ósea? ¿Qué medicamento tratará mejor la infección? De repente, esa definición de la OMS que también tendría que aplicarse a la enfermedad —si la salud es un estado de bienestar físico, mental y social, la enfermedad es una manifestación del malestar en cualquiera de esos tres ámbitos— deja de tenerse en cuenta. Para los profesionales médicos, solo estamos enfermos en lo biológico, o, si acudimos al psicólogo a hablarle de un malestar como la ansiedad, solo estamos enfermos en lo psíquico. Lo social ha desaparecido. Cualquiera de los profesionales, que se habrá formado con una visión parcialista, ignorará las áreas de la salud que no considere que le interesan y tratará el malestar sin hacer caso a todo eso que «no es de lo suyo». Como si la salud fuera solo una de sus partes y no el conjunto de todas ellas.

Sin embargo, nos sobran pruebas que demuestran que, sin esas tres patas, nuestra salud siempre estará coja. Ese malestar que nos lleva al psicólogo y nos hace preguntarnos qué ocurre en nuestra mente para que nos sintamos agotados, desmotivados y frustrados puede estar provocado por acontecimientos estresantes actuales o pasados, desde luego, pero también influido por una dieta con carencias que no nos aporte los nutrientes que necesitamos. Pasa lo mismo con los ritmos de sueño-vigilia que nos hacen descansar profundamente o, por el contrario, nos impiden alcanzar un sueño reparador y drenan nuestras energías día tras día. Podemos autoconvencernos de que es la ansiedad la que no nos deja dormir, pero la realidad es que combatir el insomnio tiene mucho que ver con cómo nos levantamos. Nuestras mejores armas no son los ansiolíticos, sino tomar el sol a primera hora de la mañana para absorber la luz natural, dedicar un tiempo a caminar a la intemperie y revisar qué estamos desayunando.

En cambio, lo hacemos todo mal y acabamos acudiendo a un psicólogo o psiquiatra que en la mayoría de los casos no va a preguntarnos cómo comemos, si paseamos o si hacemos ejercicio. ¿De qué nos sirve un ansiolítico si cada día sobrevivimos a un trabajo mal pagado, un alquiler abusivo o un horario que no nos permite hacer deporte y llevar una alimentación saludable? Nuestro contexto forma parte de nuestra salud tanto como nuestra biología y nuestras manifestaciones mentales. Es cierto que un profesional médico no podrá ayudarnos a pagar el piso ni llenarnos la nevera con alimentos saludables, pero eso no significa que tenga que ignorar que estos factores pueden influir en lo que cada uno cuenta en consulta. Olvidar el trípode por no poder solucionarlo no nos hace ningún bien. Cercenamos la salud y aislamos sus partes, y luego nos extrañamos cuando las soluciones que recibimos no nos devuelven un bienestar íntegro.

Va siendo hora de que prestemos atención de verdad a esa visión de la salud integral que recoge la OMS y de que asumamos que nuestra alimentación, nuestro ejercicio físico, nuestro contacto con la naturaleza, nuestro descanso o nuestros determinantes sociales sostienen el trípode de nuestra salud. No podremos disfrutar de un estado de bienestar completo si decidimos ignorar una de sus patas, como tampoco podremos comprender la enfermedad en su totalidad si buscamos sus raíces solo en un lugar.

La imagen de los tres cerebros

El ser humano es conservador por definición, porque todas las especies lo somos. Nos cuesta mucho trabajo evolucionar, nos hacen falta miles y miles y miles de años para cambiar pequeñas cosas de nuestro organismo que nos permitan adaptarnos al medio, y cada cambio supone un tremendo esfuerzo como especie. Por eso, cuando analizamos las últimas dos décadas, nos damos cuenta de que nos enfrentamos a un problema mayúsculo. En los últimos veinte años hemos cambiado más que en los doscientos mil anteriores, y no hemos tenido tiempo para asumirlo. El estilo de crianza, la manera de vivir, el crecimiento de las ciudades, la globalización de la información, la velocidad… Todo se ha visto modificado. No quiero entrar a hacer un juicio de valor sobre a dónde nos están llevando estos avances, algunos muy necesarios y otros de los que todavía no sabemos qué nos depararán, pero sí mantengo que todas estas alteraciones no se pueden hacer gratis. Por más que creamos estar convencidos de que este es el camino, siempre habrá una fricción con otra parte más interna de nosotros a la que los cambios le cuestan. Porque, en realidad, como proponía el neurólogo Paul MacLean, no tenemos un solo cerebro, sino tres.

Para entender esto, hay que pensar en que, mucho antes de que fuésemos las personas que somos ahora, humanos como tú, tus padres o tus amigos, fuimos seres infinitamente menos complejos. Cuando las primeras especies salieron del agua, en los pasos iniciales de la evolución, no fuimos otra cosa que reptiles, dominados por un cerebro que nos permitía hacer las funciones más básicas, como respirar, digerir, movernos y defendernos ante las amenazas. Con el tiempo, mientras la evolución avanzaba, sobre ese cerebro que hoy todavía conocemos como «cerebro de reptil» o paleocórtex se colocó una nueva capa de neuronas, el «cerebro de mamífero» o cerebro límbico. Todos los mamíferos tenemos ese segundo cerebro: no hay más que ver a los gatos o a los perros domésticos para entender que estos animales ya tienen emociones y que responden a ellas de manera muy parecida a como lo hacemos nosotros. Pasaron más millones de años y el proceso evolutivo continuó, colocando en nuestra especie una nueva área neuronal por encima del cerebro límbico, el neocórtex, literalmente «nueva corteza». Es nuestro tercer cerebro.

Esa corteza cerebral o neocórtex es lo que nos diferencia de nuestros perros y gatos, la que permite que puedas leer este libro y que yo pueda escribirlo, y que en el proceso ambos podamos razonar y valorar la información que incluye. Gracias al neocórtex pensamos, conversamos, poseemos juicio y opiniones, hablamos… Todas las funciones ejecutivas superiores se deben a él, pero eso no significa que sea nuestro único centro de mando. Las emociones y sus consecuencias, tan importantes para nosotros, se procesan desde nuestro segundo cerebro, el cerebro de mamífero, mientras que las funciones más primarias y fundamentales para la supervivencia siguen atravesando el más antiguo de nuestros cerebros, el cerebro de reptil. Los tres trabajan en conjunto o, al menos, deberían hacerlo para proteger nuestro bienestar.

Me di cuenta por primera vez de la relación absoluta entre los tres cerebros al estudiar mi primera especialidad cuando terminé la carrera: endocrinología y nutrición. Me decidí por la endocrinología porque me atraían sus reglas aparentemente mecánicas y lógicas: si te sube esta hormona, te baja otra; si te falta algo de esto, espera esta consecuencia. Por entonces, la teoría sobre el sistema endocrino empezaba en la hipófisis, una glándula endocrina situada en el hueso esfenoides del cráneo, en una oquedad que los médicos conocemos como «silla turca». De ahí, las órdenes van hacia abajo: de la hipófisis salen una serie de hormonas que controlan todas las demás glándulas endocrinas como gónadas, suprarrenales, tiroides… Si algo no funciona, una de las etapas de este camino debe de estar afectada. Es cuestión de encontrar el origen.

Sin embargo, justo cuando yo estaba estudiando, se descubrió que la hipófisis, que hasta el momento nos había parecido la reina de la fiesta del sistema endocrino, no era una glándula independiente. Existe una estructura superior conocida como hipotálamo que es la que la controla, una estructura formada por neuronas y que, por tanto, pertenece ya al sistema nervioso central. A partir de ahí, yo seguí preguntándome qué ocurría más arriba en esta cadena. Si la hipófisis está regida por el hipotálamo, ¿quién controla a este? Y, precisamente, lo que conocemos del hipotálamo es que es parte del cerebro límbico o de mamífero, por lo que está conectado a todas esas estructuras que regulan nuestras emociones. También sabemos que existe otra estructura cerebral superior, el tálamo, que enlaza con el hipotálamo y, a su vez, con el córtex prefrontal, ese tercer cerebro que permite que hablemos, pensemos y procesemos. Así, para comprender cómo funciona el ovario, el estómago o el tiroides, no podemos quedarnos en analizar la hipófisis, porque nada está regido solo por ella. Todas las células de nuestro organismo están finalmente reguladas por el sistema nervioso y en contacto a su vez con nuestros otros dos cerebros.

Yo, que había querido estudiar endocrinología por su promesa de respuestas casi matemáticas, me di cuenta entonces de que parcializar el cuerpo, científicamente hablando, no tenía ningún sentido. El sistema inmunitario no existe solo, ni tampoco el sistema digestivo o el endocrino. Todo conecta con nuestra mente. Hoy la endocrinología es otra especialidad artificial, porque se queda en la hipófisis cuando no hay nada en nuestro cuerpo que se detenga ahí, solo es una estación intermedia de lo que ocurre en la vida de las personas. El futuro —y el presente, aunque todavía no lo sabemos— pasa por añadir el prefijo «neuro» a todos estos conceptos.

La salud, la enfermedad, la vida, la muerte y el bienestar se encuentran en la conjunción de nuestros tres cerebros. Nuestros cerebros de mamífero y de reptil siguen anclados en el pasado, en aquella sabana africana donde nos estrenamos como especie, mientras que nuestro neocórtex se enfrenta a cambios sociales rapidísimos. Cada vez que planteamos una novedad y la llevamos a cabo, legislamos o prohibimos algo que cambiará nuestro modo de vida, esa corteza cerebral está convencida de que es un cambio a mejor, pero los otros dos cerebros son más difíciles de convencer. En nuestro contexto social actual, nuestra mente está extendiendo cheques que nuestros cuerpos no pueden pagar, no a esta velocidad. Porque, lo queramos o no, el cómo procesamos la vida se realiza siempre en la interacción entre los tres cerebros que nos conforman, los mismos que nos han traído hasta donde estamos.

El color verde y otras facturas evolutivas

Uno de los factores que nos está pasando factura al provocar un choque constante entre nuestros tres cerebros es la vida que llevamos en las ciudades, definida por un urbanismo loco que nos desconecta de lo natural a través del asfalto y el hormigón.

Hay algo que está neurológicamente probado, y es que el ser humano todavía necesita el contacto con la naturaleza para sentirse bien. Más específicamente, necesita el color verde a su alrededor. Mi vida, igual que la tuya, es apenas un suspiro en la historia del ser humano, un paréntesis ridículo en los varios millones de años que lleva existiendo la especie e incluso en los últimos 70.000 años, en los que el hombre ya era muy parecido a lo que todavía somos hoy. Durante todo ese tiempo, el verde ha sido el color dominante. Los árboles y la vegetación eran nuestro ambiente natural hasta hace bien poco; yo mismo recuerdo perfectamente el Madrid de antes de los setenta, repleto de bulevares arbolados por los que pasear. La calle Serrano, la calle Velázquez o Príncipe de Vergara tenían paseos centrales a la sombra de árboles centenarios, inmensos, que nos daban verde y sombra incluso en el centro de la ciudad. Con el desarrollismo de los años setenta y ochenta, el Ayuntamiento dio prioridad a los coches, taló miles de ejemplares y convirtió esas calles en arterias de seis carriles sin espacio para la naturaleza, lo cual nos alejó un poco más de nuestras necesidades evolutivas.

El problema es que el ser humano no puede perder el contacto con la naturaleza sin pagar un precio. Después de millones de años rodeados de verde, lo necesitamos en nuestras retinas. Es algo tan simple como eso: si no lo registramos, nos falta algo. Esto sucede porque en nuestra retina tenemos dos tipos de células fotorreceptoras: los conos y los bastones, y ambas son células neuronales que transmiten los estímulos que reciben hasta la corteza occipital. Allí se procesan en imágenes, algunas conscientes, que son lo que vemos, lo que tenemos delante, y otras emocionales. Esta segunda parte de la estimulación pasa por el cerebro límbico, que afecta al tálamo y a todos los sistemas emocionales, creando respuestas específicas a cada rango de color. El rojo, por ejemplo, genera respuestas que nos activan y nos ponen en alerta, mientras que el azul resulta un estímulo sedante, porque tiene que ver con el mar y con el cielo, o, lo que es lo mismo, con la naturaleza. Dentro de este catálogo de tonalidades y respuestas emocionales, el verde es el mayor generador de paz, el que impulsa en nosotros principalmente la tranquilidad y la armonía con el medio. Es el color que nos coloca en toda nuestra historia evolutiva, en ser cazadores recolectores, en ese estatus que hemos mantenido durante casi toda nuestra existencia y que nuestro cuerpo tanto conoce.

Por eso, cuando en el siglo XIX las personas pasamos de vivir en comunidades rurales a ciudades, nos enfrentamos a un trauma evolutivo que tiene consecuencias. Porque sí, podemos adaptarnos a los cambios —llevamos haciéndolo toda nuestra historia—, pero no estamos acostumbrados a que sucedan a esta velocidad. Y no vienen de uno en uno: en las ciudades, por ejemplo, no solo desaparece el verde, sino que, al cambiar los árboles por los edificios, sustituimos los patrones visuales abstractos y variados, como los de las ramas, por líneas y ángulos rectos y repetitivos. Está demostrado que este tipo de patrones, que tan escasos resultan en el mundo natural, no son los más adecuados para los humanos, y aun así seguimos diseñando rascacielos, oficinas, fachadas y ciudades enteras que se nutren de ellos, como si nuestro contexto geográfico y social no fuera una parte imprescindible de la definición de salud. Y, claro, nos toca pagar un precio. Así que, mientras que estar rodeados de verde y de líneas orgánicas afecta positivamente a nuestra salud, y vuelve a poner de manifiesto una vez más la conexión entre las tres patas del trípode, su desaparición nos lleva hacia el malestar. De hecho, los trastornos mentales graves, como la esquizofrenia, el trastorno bipolar o todas las formas de psicosis, son más frecuentes en entornos urbanos que en ambientes rurales. Por supuesto, aquí se juntan muchos factores y habría que hablar de contaminantes ambientales, dietas menos sanas, ritmos de trabajo frenéticos y otros tantos elementos que nos afectan, pero entre ellos no podemos olvidar la factura evolutiva que supone la desconexión con la naturaleza.

Como sucede con la desaparición del verde, nos enfrentamos a otros cientos de retos evolutivos que ponen en jaque nuestro equilibrio como especie. La sociedad cambia más rápido de lo que lo hacemos los humanos, e incluso tardamos en asumir que estos retos existen y exigen nuestra atención. Hoy ya sabemos que tenemos microplásticos en el cerebro, en los ovarios o en el esperma, y que los embriones que están por nacer lo harán ya con microplásticos en su organismo. Es otra factura evolutiva que tendremos que pagar, porque nos hemos inundado de plástico mucho antes de que nuestros cuerpos sepan cómo lidiar con él. Más allá de echarnos las manos a la cabeza, debemos hacer algo. La organización de la salud pasa por entender qué implicaciones traerá que las personitas del futuro se hayan gestado con microplásticos en su líquido amniótico, así como por asumir las consecuencias del resto de los cambios de las últimas décadas, pues nos afectan directamente. Sin afrontar estos retos, no podremos hablar de salud.

Capítulo 3

La historia trágica de la psiquiatría

Acabé mi formación en endocrinología y nutrición fascinado con la imagen de los tres cerebros en la cabeza. Me quedó claro que, si quería entender verdaderamente por qué nos pasa lo que nos pasa, tenía que indagar más en la conexión entre las emociones y el resto de nuestro cuerpo. Ahí es cuando decidí continuar mi formación médica con la psiquiatría, que completé después con la psicoterapia. Pero había un pequeño problema. Cuando terminé la carrera, la psiquiatría todavía no existía en el sistema MIR y se estudiaba en escuelas que no me interesaban por su orientación, excesivamente farmacológica. Tuve que irme a Bélgica para poder estudiarla en la Universidad de Gante. Era el año 1978 y me puse en marcha en un Simca 1000 desde España, pasando por París, ciudad a la que entré tirando del acelerador de mi coche con una cuerda directa al mecanismo que yo sujetaba desde la ventanilla del conductor. Toda una aventura, promesa de lo que vendría una vez que me sumergiese en la psiquiatría.

Una especialidad sin enfermedades

A veces se nos olvida, pero la psiquiatría es una disciplina muy reciente. En España, no se reconoció como especialidad hasta 1955 y las primeras plazas MIR no salieron hasta 1978, más de veinte años después. Antes de eso, lo que teníamos era una especialidad llamada neuropsiquiatría, una miscelánea en la que se juntaban médicos absolutamente distintos: aquellos interesados en la medicina y en la enfermedad a través de la neurología, a los que la psiquiatría les molestaba porque no la podían entender, y otros con una visión más filosófica, más humanista, interesados en el pensamiento y la conducta. Justo lo menos comprensible de todo.

Este segundo tipo de médicos, entre los que me cuento, se veían atraídos por la rareza del loco y no por la enfermedad cerebral. Eran herederos de Sigmund Freud y de Jean-Martin Charcot, así como del francés Philippe Pinel, al que consideramos ampliamente el primer psiquiatra de la historia, aunque nunca llegó a llamársele así. A Pinel debemos gran parte de la humanización que se hizo en este campo, porque fue el primero que liberó a los locos de las cadenas y las cuerdas. Lo hizo en cuanto quedó a cargo del Hospital Bicêtre en París, que acogía a unos doscientos hombres considerados «alienados», que era el término de la época para hablar de personas con trastornos mentales, y que hasta entonces pasaban las horas encadenados a sus camas. Esa visión más humanista encontró su propia corriente dentro de la neuropsiquiatría y, así, mientras lo que luego sería la neurología se centraba en la anatomía patológica y el uso de escáneres, biopsias y análisis de sangre, otros médicos se interesaron cada vez más por los misterios del comportamiento.

Cuando la neurología y la psiquiatría se separaron definitivamente y dieron lugar a dos especialidades independientes, la fractura entre unos y otros médicos quedó marcada. Enseguida, la neurología se quedó con las enfermedades y con la serie de evidencias físicas que las demostraban, mientras que la psiquiatría pasó a ocuparse de esas rarezas para las que aún no había explicación. Si hoy preguntas a un neurólogo por qué sabe que su paciente padece la enfermedad de Alzheimer, te lo explicará a la perfección señalando las áreas lesionadas del cerebro que van degenerándose y las proteínas afectadas por ello. Si le cuestionas sobre su diagnóstico de corea de Huntington, te dirá además cuál es el gen que puede predecir esa enfermedad y sabrá describirte el futuro que vivirá una persona si encuentra en ella ese cromosoma. En cambio, si pides a un psiquiatra marcadores biológicos de que su paciente sufre esquizofrenia, no tendremos escáneres ni análisis que enseñarte. La tuberculosis es una enfermedad, la diabetes tipo 1 es una enfermedad, pero la esquizofrenia, por muy grave que te parezca y lo sea, no se puede presentar como una enfermedad del cerebro.

Con la desintegración de la neuropsiquiatría, la neurología se llevó todas las enfermedades y, con ellas, a los pacientes. La psiquiatría es la única especialidad que ha nacido sin enfermedades y, por eso, siempre ha demostrado un cierto complejo respecto de todos sus hermanos mayores, las otras ramas de la medicina, sobradas de historia y sustento. Todas esas ramas siempre han tenido claro qué trataban, pero la nuestra tuvo que ir definiéndolo. Lo que sí tenía la psiquiatría eran demandas, necesidades y cuadros clínicos, un comienzo sobre el que desarrollar esa búsqueda de enfermedades propias a partir de las que poder crecer. Nosotros, y me incluyo aquí como psiquiatra, teníamos personas que venían con síntomas, que nos contaban que les pasaban cosas, y deseábamos una explicación clara que ofrecerles. Para cualquier médico especialista era muy fácil relacionarse con las enfermedades, y, de hecho, recuerdo las risas y bromas cuando trabajaba en el Gran Hospital del Estado por aquella época y los otros médicos nos provocaban, desde el humor, preguntándonos cómo sabíamos lo que le estaba pasando a alguien en el cerebro. Y la realidad es que no lo sabíamos: al paciente le pasaban cosas y lo llamábamos «depresión», o veía imágenes y escuchaba voces y lo llamábamos «psicosis» o «esquizofrenia». Nosotros, claro, no podíamos devolver la broma. Si se nos ocurría desafiar al gastroenterólogo a demostrarnos cómo había reconocido en su paciente una úlcera de estómago, nos podía enseñar la imagen donde se veía que la persona tenía, literalmente, un agujero en el estómago. No había forma de competir con ello.

El «cientifismo» de la psiquiatría y el DSM

Desde su nacimiento, la psiquiatría ha querido mostrarse como una disciplina científica. Lo cierto es que existe mucha ciencia útil sobre la que apoyarse cuando se evalúan los fundamentos de las pruebas que tienen que ver con problemas psicológicos y sus causas y tratamientos, pero, y esto hay que aclararlo, la psiquiatría no es una ciencia. Es una tecnología. Igual que lo es el resto de la medicina, la arquitectura o la ingeniería.

Lamentablemente, en las últimas décadas buena parte de la literatura psiquiátrica muestra una preferencia evidente por la retórica antes que por el rigor científico. La investigación y el discurso psiquiátrico actuales están contaminados por el cientificismo y divulgan creencias, unas veces intencionadamente y otras no, de forma que resuenen o parezcan «ciencia» o «científicas», en vez de mantener un compromiso racional con la naturaleza y las consecuencias de los verdaderos hallazgos científicos. Vale más que suene a ciencia que el hecho de que tenga verdadero rigor científico. El esfuerzo científico es, en última instancia, una actividad humana y, por lo tanto, qué es ciencia y cómo se interpreta está determinado por procesos culturales y políticos más amplios. Sobran los registros de compañías farmacéuticas que, por ejemplo, sesgan los fundamentos de las pruebas mediante diversas estrategias a favor de los productos que fabrican.

Volvamos a la psiquiatría. En esos primeros años de su historia, llegó un punto en que quisimos poder explicar aquello que tratábamos con la misma certeza que un gastroenterólogo sabe cómo es la úlcera de estómago; un neumólogo, una enfermedad asmática, o un oncólogo, un cáncer. Cuanto menos educados estábamos en promover la salud y más en tratar enfermedades específicas, más las echábamos en falta. Miramos a nuestro alrededor y lo que encontramos como inspiración fue el modelo médico, pero no una medicina cualquiera. La psiquiatría optó por basarse en una medicina que ya había extirpado de su modelo asistencial las patas que le estorbaban, la sociología y la psicología, y que demostraba una fe absoluta en la tecnología y en la biología. Y, bajo esa visión, ¿qué hace una especialidad sin enfermedades? Intenta aplicar el conocimiento científico para encontrarlas, un conocimiento que, en su aplicación, puede estar sesgado. Lo que ocurre es que todavía no las ha encontrado.

Yo mismo he tenido varios casos en consulta de pacientes que un día me dicen: «Oye, José Luis, me gustaría que vieras a mi padre porque lo notamos raro últimamente», y a los que, por supuesto, les digo que sí. Recibo a personas que presentan una conducta más o menos anormal o extemporánea, o reacciones emocionales raras, o algún tipo de trastorno cognitivo; tengo una entrevista con ellos y les paso una prueba mental sencilla. Y, en el momento en que creo que puede ser un alzhéimer o una encefalitis causada por una infección vírica o una intoxicación por metales pesados, los derivo automáticamente al neurólogo. Esa es la catástrofe de la psiquiatría: que insiste en buscar enfermedades biológicas para sentirse a la altura de sus hermanas mayores, pero, cuando las encuentra, no sabe qué hacer con ellas, porque no es su especialidad la que las trata. Las enfermedades de verdad, esas que gustan a los médicos, las que salen en las pruebas, siempre las derivamos. Porque nosotros seguimos tratando con personas a las que les pasan cosas raras, personas sufrientes, pero no encontramos enfermedades del cerebro. Por desgracia, hemos insistido mucho en inventarlas, limitando con ello otras miradas. No te preguntes qué hay en el interior de tu cabeza: pregúntate dentro de qué está tu cabeza.

En esa búsqueda, la psiquiatría ha utilizado cualquier recurso que ha podido encontrar. Para justificar que sabemos lo mismo que el gastroenterólogo, el cardiólogo o el neurólogo, se ha empeñado en convertirse en una ciencia y ha desvirtuado y sobredimensionado el concepto «científico» hasta encontrar o inventar una serie de patologías que le pertenezcan por derecho. En gran parte, esa adoración por lo científico viene de algo que sucedió hace ya más de un siglo, cuando Andrew Carnegie y John Rockefeller, dos magnates estadounidenses con ganas de hacerse aún más ricos y, al tiempo, pasar a la historia como buenos samaritanos, encargaron a un oscuro burócrata, Abraham Flexner, que revisara las escuelas de Medicina de Estados Unidos para determinar cuánto de lo que se estudiaba era científico y cuánto no. El informe, publicado en 1910, dictaminó que todo aquello que se alejase del enfoque bioquímico no era científico y, como resultado,

Carnegie, Rockefeller y sus colegas multimillonarios presionaron para que se apartasen determinadas materias, se cerrasen numerosos centros y se impulsasen solo aquellos que optaban por la medicina biológica y la farmacología. Una farmacología que, por cierto, se nutría de sustancias derivadas del petróleo, lo que hizo mucho más ricos a todos estos supuestos benefactores desinteresados que movían millones de dólares en la industria petrolífera. Los psicólogos, los nutricionistas, los naturópatas, todos los enfoques de la llamada «medicina oriental» quedaron fuera de la visión aceptada. Desde entonces hasta ahora, todos los médicos han perseguido ese ideal científico, incluidos los psiquiatras. Hemos querido dar una máscara de trascendencia a la especialidad a través de lo científico, como si el sufrimiento de los pacientes a los que vemos no fuera suficiente para justificar que existan médicos que tratamos de aliviarlo.

En los años ochenta, mientras trabajaba en consulta, fui uno de los muchos profesionales que vivimos desde la primera línea la entrada de una corriente académica que representa lo peor de este cientifismo exacerbado. Hasta entonces, en los centros psiquiátricos de referencia, en Estados Unidos y en el Reino Unido, los psiquiatras eran ante todo psicoanalistas, porque, a decir verdad, tampoco había muchas otras técnicas de tratamiento. Contábamos con algunos fármacos, que en general tenían muchos efectos secundarios, y nuestras principales herramientas eran estos fármacos y el psicoanálisis. Sin embargo, una parte de los profesionales quiso forzar una escisión clara entre la psiquiatría y el psicoanálisis, dejar de dar «explicaciones esotéricas» y convertirse en «científicos de verdad». Para ello, desacreditaron la corriente freudiana a la vez que aceleraban la búsqueda de enfermedades a través de la biología y el conocimiento que ellos denominaban «científico». Su mayor éxito fue la creación del DSM (manual diagnóstico y estadístico de los trastornos mentales, en español), un manual diagnóstico en el que unos colegas supuestamente expertos, animados por la industria farmacéutica, registraron todos los trastornos mentales que fueron capaces de definir. Publicado por la Asociación Estadounidense de Psiquiatría (APA), su tercera edición tuvo una enorme acogida en España y otros países europeos. Fue un libro tan alejado de la perspectiva freudiana que Robert Spitzer, el director del comité que lo elaboró, dijo de él que era totalmente *Freud free* o, en otras palabras, completamente liberado de las influencias de Freud. Con la llegada del DSM-III, ya no se podía decir que los psiquiatras no teníamos nada qué tratar; disponíamos de un catálogo de quinientas páginas que las detallaba una por una. Es cierto que desde la APA nunca se atrevieron a llamarlas «enfermedades» y se las catalogó como *disorders*, que aquí tradujimos como «trastornos», pero, en la práctica, sirvieron para lo mismo.

En ese momento se abrió la veda del diagnóstico psiquiátrico, del etiquetado. A partir de entonces, cada paciente podía tener tres o cuatro diagnósticos, lo que podría suponer, naturalmente, varios tratamientos simultáneos. A este sinsentido se le puso nombre: «comorbilidad». No importaba que todos esos diagnósticos artificiales tuvieran una psicopatología y un origen conflictual común. Más diagnósticos, más tratamientos, más «pandemias». También se inventó el concepto de «infradiagnóstico», que venía a decirnos que, si no diagnosticábamos más trastornos mentales, era porque éramos torpes, porque no mirábamos bien. No lo vimos venir. Ahora, muchos años más tarde, pensamos que no existen términos para encapsular la magnitud del sufrimiento de tantos millones de personas encerradas en un diagnóstico psiquiátrico superfluo. Ojalá ahora nos ayuden a abrir los ojos las palabras de Nelson Mandela: «Cuando se escriba la historia de nuestro tiempo, ¿nos recordarán por haber hecho lo correcto o por haber dado la espalda a quienes necesitaban ayuda?».

Sin embargo, debo reconocer que para muchos, entre los que me incluyo, la llegada del DSM fue una revolución. Después de años buscando esas patologías, las teníamos todas en un libro que venía con el respaldo de la APA, a la que yo mismo pertenecí durante casi treinta años, y que la industria farmacéutica se ocupó de difundir. De repente, los síntomas del sufrimiento humano que veíamos a diario en consulta estaban organizados y parametrizados. Podíamos teclear cuatro o cinco y obtener una etiqueta diagnóstica. Nos dio parámetros, como síntomas médicos, en los que pensar cuando un paciente estaba triste, desganado, agotado, ansioso o asustado, y nos ofreció un sistema para catalogar todo aquello que les pasaba a nuestros pacientes. Ahora ya sabíamos que, si les sucedían ciertas cosas, tenían depresión, y, si les ocurrían otras, era porque sufrían de bulimia, o de trastorno bipolar, o de cualquiera de los otros más de cien trastornos que quedaron registrados en el DSM-III.

No supimos ver que estábamos psiquiatrizando el sufrimiento humano al confundirlo con un trastorno mental, porque nos encontrábamos ocupados cumpliendo el sueño de llevar la especialidad a la altura de sus hermanas mayores. En la práctica, no obstante, los DSM no son más que un catálogo de las manifestaciones del sufrimiento humano psiquiatrizado. A estas alturas cabe preguntarse: ¿estamos ante una pandemia de trastornos mentales o ante una pandemia de diagnósticos? En un momento dado, un tercio de la población podría ser diagnosticada de un trastorno mental si nos guiamos por los parámetros del DSM. Y, sin embargo, al hilo del cientificismo que nos rodea, no hay nada científico en la elaboración de este catálogo.

Robert Neuburger, un psicoterapeuta francés al que

conocí hace muchos años en París, proponía poner esta inscripción a la entrada de todos los centros clínicos: «¡Entrad todos, los tristes, los humillados, los traumatizados, abusados, engañados; aquellos golpeados por la injusticia, por la desgracia, por las pérdidas, por la deshonra, por los sentimientos de culpabilidad; los heridos de la vida y los marcados por la existencia! ¡Entrad tristes y salid… deprimidos!».

El mito de la serotonina o la obsesión por las causas biológicas

Del DSM-III que nos deslumbró en los años ochenta pasamos a la cuarta edición en 1994, a una quinta en 2013 y a una última, el DSM-5 revisado, en 2022. En cada una de estas ediciones ha aumentado el número de trastornos y, con él, el de diagnósticos. Ahora mismo, tenemos alrededor de trescientas «enfermedades mentales» —siempre entre comillas, porque seguimos manteniendo la etiqueta «trastorno» de cara a la galería— y parece que ya estamos más o menos satisfechos. Ahora, si lo que queremos es demostrar que sí son enfermedades «de verdad», lo que ayudaría mucho sería encontrar una causa genética que las explique. Y, así, en Occidente llevamos treinta años gastando miles y miles de millones de dólares, de euros o de la divisa que elijamos para buscar una explicación puramente genética a los trastornos mentales. Hasta el momento no se ha encontrado nada definitivo.

Ante este fracaso en lo genético, la psiquiatría no se ha quedado sin ideas y ha trasladado el foco a lo biológico: seremos como los neurólogos y encontraremos una prueba visible de la depresión, la esquizofrenia, la anorexia nerviosa o los trastornos del sueño. Queremos desesperadamente algo que se pueda ver, una causa orgánica que enseñar al resto. Tenemos envidia de los cardiólogos con sus analíticas y de los digestivos con sus biopsias, por no hablar de los dermatólogos, esos especialistas cuyo trabajo se fundamenta en mirar la piel y ver con sus propios ojos qué está mal. Por eso, a finales de los ochenta, un grupo de colegas médicos muy convencidos de que encontrarían estas causas orgánicas fundaron lo que hoy en día seguimos llamando «psiquiatría biológica», con el objetivo de separarla por completo de la psiquiatría psicoanalítica, psicológica o social. Donde antes estaba Freud, que ahora solo estuviera la Ciencia con mayúscula. Así, los psiquiatras más «médicos» de su clase, los más «científicos», formaron sociedades de psiquiatría biológica en todo el mundo empeñadas en buscar enfermedades demostrables. ¿Qué ocurrió? Que tampoco encontraron nada. No hallaron ninguna causa orgánica que se pueda ver, pero se toparon de bruces con moléculas tan fantásticas como la serotonina, la dopamina o el cortisol, y decidieron que todo lo que nos pasaba tenía que ver con ellas.

El tan trillado mito de la serotonina es un grandísimo ejemplo de cómo funciona la psiquiatría biológica. Cuando estos psiquiatras investigaron a pacientes deprimidos a través de análisis de sangre y otros tipos de exploración, encontraron unas alteraciones en el cerebro que incluían un déficit de serotonina, un neurotransmisor que regula algunas de las funciones clave de nuestro cuerpo. Se les ocurrió que esa tenía que ser la causa de la depresión y lo presentaron así. Habían demostrado que los trastornos depresivos están causados por un mal funcionamiento de la serotonina. ¿Qué ocurre? Simple y llanamente, que eso, dicho así, es falso. Miraron cerebros de personas deprimidas y destacaron ciertos patrones, pero hay otras personas no deprimidas a las que nadie ha mirado que también pueden presentar un déficit de esta molécula. Que el intercambio de serotonina se ve afectado en las personas deprimidas no se pone en duda; lo que discutimos es que ese desequilibrio sea la causa de la depresión.

Hoy sabemos que hay mucha más serotonina en el intestino que en el cerebro, por ejemplo, y sabemos también que su posible desequilibrio no es un signo inequívoco de depresión. La serotonina solo pasaba por allí y se utilizó para crear un modelo que validaba su idea de las causas biológicas, un modelo que se convirtió en un mito fundacional de este tipo de psiquiatría. Un dato curioso en el que me extenderé luego: el modelo del «desequilibrio químico» se planteó cuando era necesario explicar un mecanismo de acción para un grupo de fármacos que se acababan de comercializar: los inhibidores selectivos de la recaptación de serotonina, y que cambiaron el curso de la historia de la depresión.

La paradoja es que, en su intento de desligarse de Freud, estos psiquiatras biológicos repitieron sus mismos pasos. Donde Freud se basaba en los mitos del yo o el superyó, el consciente o el inconsciente, ellos construyeron un discurso apuntalado en sus propios mitos de la serotonina, de la dopamina, del cortisol… Mitos que ya están completamente desacreditados, porque se fundamentaban, como también lo hizo Freud en su momento, en modelos que intentaban explicar lo desconocido comparándolo con aquello que sí podíamos demostrar. Llevamos haciendo esto toda la vida: cuando no sabemos muy bien cómo funciona algo, nos fijamos en lo que sí conocemos y se parece. Por eso, si no entendemos por qué ocurren las alteraciones en el pensamiento, en la afectividad o en el estado de ánimo, hacemos un modelo explicativo basado en lo que sí sabemos para acercarnos a una respuesta. Como dijo el estadista George E. P. Box, todos los modelos son falsos, algunos son útiles. La psiquiatría lo sabe y lleva desde sus orígenes moviéndose en torno a modelos, pero es su vertiente biológica la que les ha puesto la máscara de científicos para hacerlos parecer incuestionables.

Así, con todos los medios a su alcance, la psiquiatría biológica se ha convertido en la corriente prioritaria al despreciar cualquier tipo de pensamiento diferente que pueda ayudarnos a comprender mejor qué nos pasa y qué nos ha pasado. Mientras algunos psiquiatras nos oponemos a seguir mitos ya refutados, incluso aunque en un principio nos los creyéramos, otros todavía insisten en reducir el sufrimiento humano a que nos falte una molécula o nos sobre otra. Conviene recordar aquí lo que publicó en 2017 el Alto Comisionado de la ONU para los Derechos Humanos: «Muchos de los conceptos que sustentan el modelo biomédico en salud mental no han sido respaldados por investigaciones recientes. Las herramientas diagnósticas como la CIE y el DSM siguen extendiendo los parámetros del diagnóstico individualizador, a menudo sin base científica sólida. La necesidad urgente de un cambio de modelo debería dar prioridad a la innovación de las políticas a nivel de la población dirigida a los determinantes sociales y a las experiencias traumáticas, y abandonar el modelo médico dominante que busca curar a los individuos centrándose en "trastornos". Las políticas de salud mental deben abordar el "desequilibrio de poder" en vez del "desequilibrio químico"».

A pesar de todo, la psiquiatría biológica encontró en la ciencia su Dios y en el DSM su Biblia, y los sigue defendiendo como lo haría cualquier creyente: con mucha fe y pocas pruebas.

Capítulo 4

Psicofármacos como respuesta: una crítica urgente

La psiquiatría biológica no se ha convertido en la corriente predominante sin ayuda. Hay una razón por la que mitos como el de la serotonina han perdurado más de cuarenta años y siguen sobreviviendo a pesar de que sobra la evidencia que los desmonta. Seguro que conoces algún libro basado en este tema o has escuchado a alguna autora o divulgador que insiste en el discurso del déficit de serotonina, dopamina u otra molécula como responsable de absolutamente todo lo que nos pasa. Los agentes culturales, los medios de comunicación y los psiquiatras que apoyan estas teorías han hecho mucho por defenderlas, pero en la base de todo está la tercera industria económica más potente del mundo, solo por detrás de la industria de la guerra y el narcotráfico: la industria farmacéutica.

Cuando la industria farmacéutica pauta la clínica

El mito de la serotonina no nos ha resultado nada útil para curar la depresión, pero sí lo es para entender la connivencia entre los poderes farmacéuticos y la corriente psiquiátrica biológica. El «descubrimiento» del papel de la serotonina en la química cerebral vino de la mano de otro hallazgo hecho por la farmacéutica Eli Lilly and Company, que a mediados de los años setenta dio con una molécula, la fluoxetina, aparentemente capaz de mejorar el estado de ánimo de las personas deprimidas. Buscando su mecanismo de acción, los investigadores de Lilly y de otros laboratorios con moléculas afines encontraron que la fluoxetina parecía inhibir la recaptación selectiva de serotonina en las sinapsis cerebrales. O, para entendernos, que era capaz de hacer que la serotonina pasase más tiempo en ese espacio sináptico antes de ser absorbida y eliminada. Y es que, cuanto más tiempo esté ahí, más efecto tendrá al estimular la neurona postsináptica, así que en la práctica es como si dispusiéramos de una cantidad mayor de este neurotransmisor del que se nos dice que tenemos una carencia.

Al administrar esta molécula a algunas personas deprimidas, estas mejoraban en determinadas áreas, aunque no lo hicieran en otras. Sin embargo, ningún fármaco puede esperar ser aprobado por el organismo regulador de alimentos y medicamentos (la FDA, en Estados Unidos) bajo la idea de que sienta bien a algunas personas sin saber por qué, por lo que estos laboratorios impulsaron el modelo de la carencia de la serotonina como causa principal de la depresión. Si la depresión es un déficit de serotonina, entonces es una enfermedad diagnosticable de pleno derecho, como quería la psiquiatría predominante. Y, si el fármaco recién descubierto inhibe la recaptación de serotonina y favorece que esta esté más tiempo en el espacio intersináptico, pues es el remedio que curará la «depresión» —como la insulina en la diabetes, nos repetían—. Por supuesto, esta sustancia tiene otros muchos efectos —sobre la histamina, la aceltilcolina, etc.—, pero el relato del déficit de serotonina sonaba como música celestial en los departamentos de marketing. La empresa lo llamó Prozac, consiguió su aprobación en 1987 y lo convirtió en el antidepresivo más utilizado en el mundo. Había nacido la familia de fármacos que cambiaría la cara de la psiquiatría y el mapa de los trastornos depresivos: los inhibidores selectivos de la recaptación de serotonina (ISRS). Luego hubo más fármacos y más matices: ya no era tan importante la «selectividad» de la serotonina, porque resultaba igual de tentador inhibir la recaptación de noradrenalina, de dopamina, de todos juntos. Pero el mito estaba servido. Y el marketing del mito, también.

Yo fui uno de los muchos que nos creímos este modelo de acción de la serotonina y su inhibidor que nos vendieron desde la industria farmacéutica. De hecho, fue un laboratorio el que nos llevó a otros ocho o nueve colegas médicos y a mí a Londres para contarnos este descubrimiento cuando yo tenía alrededor de treinta años. Nos citaron en una casa victoriana preciosa donde uno de los grandes artífices del mito de la serotonina, Alec Coppen, nos presentó sus investigaciones. Recuerdo fijarme en lo bonitos que eran los esquemas y las diapositivas que trajeron —hechos, claro, por la industria farmacéutica— y salir de allí absolutamente entusiasmados con lo que habíamos aprendido. No solo habíamos podido escuchar de primera mano las últimas novedades científicas que, además, revolucionaban nuestro campo, sino que nos habían convencido de que estábamos infradiagnosticando la depresión si no seguíamos su pauta del déficit de serotonina. Hoy, la prestigiosa psiquiatra Joanna Moncrieff, de la Universidad de Londres, se refiere a la teoría del desequilibrio de la serotonina como una «leyenda urbana».

Para muchos, aquello fue una iluminación, un cambio

de paradigma. Algunos se echaron en brazos de la biología de forma exagerada, pero incluso los que no lo hicimos compramos el modelo que se nos había explicado. Los laboratorios se encargaron de publicitarlo a través de conferencias y libros, y hacia el público general con anuncios en países como Estados Unidos, donde, al contrario que en Europa, no hay ninguna ley que prohíba que se publiciten medicamentos para los que hace falta receta. La aparición de los ISRS en el mercado fue una buenísima noticia para mucha gente que estaba sufriendo, a la que se prometió que ese medicamento les iba a salvar la vida. La población estaba contenta, los psiquiatras también y la industria lo estaba más que nadie viendo cómo sus ingresos se disparaban. ¿Dónde está la trampa? Que, según mi opinión, nadie se ha curado de la depresión gracias a ningún antidepresivo. Ahora, casi cincuenta años después, lo que tenemos son millones de personas cronificadas a causa de un medicamento que les prometió lo que no podía cumplir.

Porque los psicofármacos son un recurso, no son el tratamiento. Ayudan y, en algunos casos, pueden ser imprescindibles en la fase aguda de ciertos trastornos. El problema está en su uso prolongado y sobre todo en que, mientras tanto, el uso masivo de fármacos nos ha impedido ver el resto de las opciones terapéuticas.

La invención de trastornos

Insisto: los antidepresivos jamás han curado una depresión, ni los antipsicóticos han curado nunca una psicosis. Los usamos porque provocan un estado mental alterado que suele ser preferible, al menos a corto o medio plazo, al estado previo, pero no nos curan. Y en ningún caso tienen solo una acción sobre nuestro cerebro. Dicho esto, quiero dejar claro que ningún paciente debería abandonar jamás el tratamiento sin contar con su médico, y estoy seguro de que la mayoría estarán de acuerdo en esto.

Hay algo que los médicos más críticos llamamos *«disease mongering»* o, en castellano, «invención de trastornos», que es una de las pruebas más evidentes de la psiquiatrización de nuestra sociedad. Ocurrió en el caso de un antidepresivo, en el que primero se encontró el medicamento y después se reforzó el discurso de que la depresión era una enfermedad biológica provocada por un déficit de un neurotransmisor específico, y ha seguido sucediendo desde entonces. Se descubre un fármaco y después se busca cómo se coloca en el mercado, incluso a costa de convertir un rasgo de la personalidad en un trastorno mental. Es lo que pasó, por ejemplo, con la fobia social y la paroxetina.

La paroxetina es también un inhibidor selectivo de la recaptación de la serotonina, de la misma familia que el

Prozac y otros muchos que salieron al mercado a finales de la década de los ochenta. Pongámonos en situación: un laboratorio ha desarrollado este medicamento nuevo que está listo para ser lanzado, pero ya hay muchos otros antidepresivos dirigidos a la depresión. Como mercado, el de la depresión ya parece estar más que copado. Así que lo que el laboratorio hace es pensar en otros nichos donde pueda vender su paroxetina, y se le ocurre la posibilidad de tratar la timidez, la dificultad para moverse en ámbitos sociales. Lo que toda la vida hemos llamado «vergüenza» o «timidez» o, si se quiere, un exceso en el desarrollo de esta emoción, que es una emoción perfectamente normal. Con esta idea, sacan anuncios en prensa, televisión y radio con la misma fórmula que tan bien les ha funcionado a otras farmacéuticas en otros casos: «Si usted tiene dificultad para relacionarse, si se pone colorado o colorada al hablar en público, si se queda mudo, si se encuentra inhibido cuando quiere hablar con alguien… Si usted es una persona así, contacte con nosotros. Tenemos un medicamento que le puede ayudar».

Por supuesto, porque es cierto que la timidez puede hacernos más difícil el día a día, hay gente que responde a estos anuncios. Todos queremos ayuda si nos la prometen y nos hacen creer que tenemos un problema. Las personas que están sufriendo y se sienten reconocidas en el mensaje llaman a ese teléfono, son tratadas maravillosamente por una serie de médicos que les hacen test y pruebas, y, al final del proceso, les ponen una etiqueta a eso que les ocurre: tienen un trastorno por fobia social. A partir de ahí, los expertos definen unos criterios, buscan cinco o seis síntomas como los que han enumerado en sus anuncios y lanzan al mundo su diagnóstico por fobia social. La estrategia tiene tanto éxito que la siguiente edición del DSM, ese catálogo del que ya hemos hablado, lo incluye entre sus páginas como un nuevo trastorno mental. La timidez, que puede ser más o menos aguda pero que nunca había sido un problema psicológico grave, se ha convertido en un trastorno registrado y pasa a tratarse con un medicamento. Y todo porque una farmacéutica necesitaba un espacio de mercado para su último compuesto.

Como los demás antidepresivos, lo que la paroxetina provoca es un aplanamiento de todas las funciones mentales y psicológicas, entre ellas, claro, la angustia que puede ir asociada a los entornos públicos y sociales. El problema es que los psicofármacos entran en nuestro cuerpo como un caballo loco en una cacharrería; es imposible que solo nos provoquen el cambio que buscamos. La paroxetina no va a convertir a nadie en la persona más divertida de la fiesta y a dejarla igual en los otros ámbitos, porque, una vez que entra en la sangre, perdemos el control sobre ella. Igual que aminora la angustia, aplana la euforia, el interés, el deseo sexual… Compramos una mejora a corto plazo para salir de una situación que nos angustia, pero pagamos con otra parte de nuestro presente, y en muchos casos también con nuestro futuro.

Para comprender esto, no hay más que fijarse en otro recurso que las personas hemos usado durante miles de años para vencer la timidez: el alcohol. La conciencia, el superyó o el «qué dirán» son instancias liposolubles: se disuelven en alcohol. Así que lo hacemos y nos desinhibimos, y durante unas horas nos olvidamos del miedo a hablar en público, bailar o hacer tonterías con nuestros amigos. No obstante, todos sabemos que el alcohol no ha curado nuestra timidez. Durante unas horas lo ha parecido, sí, pero al día siguiente volvemos a ser los mismos y, además, estamos hechos una ruina. ¿Qué pasa si repetimos una y otra vez? Pues que seguiremos siendo personas tímidas, pero estaremos hechos una ruina muchas más veces y, además, nos volveremos adictos. Es exactamente lo mismo que puede pasar con los antidepresivos y otros psicofármacos.

El alcohol, el café, la heroína o la marihuana, igual que los antidepresivos, nos llevan a estados alterados de conciencia de forma temporal que en ese momento suelen ser preferibles al estado previo. La gente los toma porque su estado mental es insoportable y prefieren salir de él: es ahí donde nace la historia de los psicofármacos y donde nació hace miles de años la historia de las drogas. No hay una sola cultura en toda la historia de la humanidad que no haya usado sus propias drogas —opio, alcohol, ayahuasca, coca…— y la dinámica siempre es la misma: no te cambian a ti, pero alteran tu estado. Con los psicofármacos, durante un breve periodo de tiempo estarás mejor, pero no están actuando sobre las verdaderas causas de tu sufrimiento. Hace un tiempo, un joven drogadicto al que atendí me dijo que su problema no era la droga, que la droga era la solución, porque le permitía escapar de su vida. Su vida era el problema, y lo que necesitaba de verdad era alguien o algo que le ayudase a mejorarla, en lugar de enmascarar los síntomas y acabar creando problemas nuevos.

De dónde salen nuestras recetas

¿Sabemos que los antidepresivos no curan la depresión? Sí. ¿Que ayudan en momentos puntuales para iniciar el tratamiento? Sí, pero ¿sabemos que puede ser tan útil para nuestro bienestar que nos dé el sol del amanecer, que corramos unos minutos cada día o que recuperemos el vínculo con la naturaleza en nuestra rutina? ¿Y que la psicoterapia es más eficaz que cualquier antidepresivo para el tratamiento de la depresión leve o moderada, la más frecuente en la consulta? También. Lo que ocurre es que, mientras que lo segundo forma parte de lo que me gusta llamar el «conocimiento ignorado», eso que está más que demostrado pero a lo que no se le da pábulo, lo primero ha contado durante décadas con el apoyo de casi toda la comunidad médica. Durante un tiempo, yo entre ellos.

En la misma época en la que apareció la paroxetina, otra multinacional estadounidense comercializó una benzodiacepina llamada alprazolam. Le pasó lo mismo que le había sucedido antes a otras farmacéuticas: para cuando sacaron su medicamento, toda la gente que debía tomar benzodiacepinas ya estaba tomando Valium, Orfidal u otro fármaco de la misma familia, y no había hueco para su producto. Para resolver aquello, desde su departamento de marketing contactaron con líderes de opinión en el área de la psiquiatría de todo el mundo que pudieran ayudarlos a abrir un nicho de mercado para el alprazolam. Cuando me llamaron, yo daba clase en la universidad y era ya el director del máster en Psicoterapia Breve de la SEMPyP, pero, sobre todo, me estaba haciendo un hueco como conferenciante y ponente. Seguramente, yo era el más joven y el menos importante de todos sus contactos en España —allí casi todos eran catedráticos, mientras que yo no ocupaba ningún cargo de prestigio—, pero me incluyeron en su estrategia. Nos enseñaron los ensayos clínicos que habían recopilado para demostrar los efectos de su medicamento y nos propusieron hacer un ciclo de conferencias por España para compartirlos con la comunidad médica. Aquí está la primera trampa, y es que, para que la FDA estadounidense —que, por cierto, es una entidad privada y no pública— apruebe un fármaco, el laboratorio solo necesita presentar dos ensayos clínicos significativos. Así que la farmacéutica desarrolla todos los ensayos que quiere, elige los dos cuyos resultados sean más convenientes y consigue una aprobación que valida esos rendimientos de cara al público.

Esto que ahora puedo explicar con tanta claridad no lo sabía entonces —o no lo quería saber—, porque en medicina hay muchos más espacios acríticos de lo que nos gusta pensar. Por eso, cuando a mí me mostraron los ensayos, me creí la efectividad del alprazolam y me pareció perfecto poder comunicar este descubrimiento a colegas de todo el país. En este caso, lo que a la farmacéutica se le había ocurrido para posicionar su fármaco era tratar las crisis de angustia, algo que habían descrito desde Aristóteles a Freud y que consiste en un momento concreto en el que se tiene dificultad para respirar, sensación de taquicardia, sudoración, sensación de pérdida de control, despersonalización… Algo muy poco frecuente, recogido en los manuales como episodios críticos pasajeros, pero que existía. Una vez más, repitieron la fórmula de los anuncios en grandes medios y acabaron por crear el «trastorno de pánico», que acabó incluido en el DSM dentro del epígrafe general de trastornos de ansiedad o angustia. A partir de entonces, lo que se planteó es que, cuando tienes una crisis como esa, el organismo responde fantásticamente bien al tratamiento con alprazolam. Esos fueron los datos que nos plantearon desde el laboratorio, justificados por sus ensayos clínicos, y los que nos propusieron compartir en una serie de ponencias.

El laboratorio lo organizaba todo. La ruta, las citas, la publicidad, el alojamiento… Yo iba al Colegio de Médicos de Oviedo o a la Universidad de Cádiz, donde se había anunciado que el doctor Marín daría una conferencia sobre el tratamiento del trastorno por angustia, y llevaba unas diapositivas preparadas por el laboratorio que explicaban por qué esa benzodiacepina funcionaba mejor que otras para tratar los ataques de pánico. Por supuesto, todas esas ponencias estaban pagadas —no recuerdo las cantidades, pero nada mal— y los alojamientos solían ser hoteles de cinco estrellas, con todas las comodidades, en ciudades maravillosas. El dinero era un factor, pero creo que lo que más nos enganchaba era el prestigio, la posibilidad de ser los primeros a los que se nos contaban los últimos descubrimientos, así como el cientifismo que lo recubría todo. Comunicar desde una posición científica, hablar de moléculas, de procesos de inhibición, de Ciencia con mayúscula, tenía un atractivo al que las farmacéuticas sabían sacar partido. Durante un tiempo, yo también estuve subido a esta rueda de simposios, congresos y conferencias, pero hace ya casi treinta años que me desligué por completo de la industria.

A día de hoy, los laboratorios siguen haciendo lo mismo. Hablan con líderes de opinión, a los que llaman «espaldas plateadas» del sector, y organizan congresos y ponencias para popularizar sus medicamentos. Lo que antes era más grosero, pues se decía abiertamente que había un patrocinio de una farmacéutica, ahora se disimula más; los simposios de antaño en cruceros, con gastos pagados y regalos para los asistentes, ahora se revisten de seriedad y se emplazan en reputadas universidades o colegios de médicos. Pero el fondo sigue siendo el mismo: figuras de autoridad defendiendo «nuevos avances» soportados por ensayos clínicos que solo se dan a conocer si interesan, pero se quedan en los cajones si avisan de algo que el laboratorio prefiere no oír. Yo tuve la suerte de empezar a desconfiar siendo aún joven y de poder ir alejándome de ciertos argumentos, porque esta era una carrera que nunca quise seguir —siempre he sido un marginado del sistema—, pero hay médicos que se tiran una vida entera siguiendo estas dinámicas sin atreverse a cambiar. Existe una especie de disonancia cognitiva entre los profesionales, un querer creer en lo que siempre han aplicado y desoír cualquier vacilación para no tener que enfrentarse a abandonar la que ha sido su guía durante toda su carrera. «Ahora que llevo treinta años pensando esto, ¿tengo que dejarlo?». Es muy difícil salir de ciertas creencias, igual que les pasa a quienes se han tirado años viviendo en una secta. Si todavía eres joven, si aún eres residente, tienes más por delante que por detrás, pero, si has llegado a jefe de servicio o de departamento, renunciar a lo que creías que te guiaba hacia ser un buen médico puede convertirse en todo un reto. Recuerda, además, que el cientificismo y sus creencias todavía tienen su espacio hoy en día. Por si acaso, Upton Sinclair, periodista estadounidense que fue premio Pulitzer, tiene otra explicación: «Es difícil que un hombre entienda algo cuando su salario depende de que no lo entienda».

El día en que la medicina vendió su alma al diablo

Todos esos ensayos clínicos que a los laboratorios no les interesan contienen enseñanzas con muchas posibilidades para la medicina, así que es natural pensar que, aunque la industria no quiera darles un altavoz, encontrarán la forma de llegar al público. Al fin y al cabo, existen numerosas revistas científicas médicas que se dedican a difundir el conocimiento entre los profesionales y a mantenernos actualizados sobre el desarrollo de nuestro campo. Los médicos no queremos hacer daño a la gente, ni estamos deseando recetar un fármaco nuevo solo para que el laboratorio nos lleve de gira a hoteles de lujo. Lo hacemos porque queremos ayudar a nuestros pacientes y porque creemos lo que vemos en los ensayos clínicos que nos muestran. El problema es que la mayoría de los ensayos no llegan a ver la luz, ni siquiera en las revistas científicas.

En medicina, se publican menos de la mitad de los ensayos clínicos que se realizan. La decisión de cuál sí llega a las páginas de revistas como *Nature* o *The Lancet* y cuál no tiene que ver con un sesgo de publicación que favorece de manera escandalosa aquellas investigaciones que ofrecen resultados positivos respecto a la hipótesis planteada. En otras palabras: se tiende a publicar lo que confirma lo que ya sabemos y se ignora aquello que lo refuta. De nuevo, hay una razón fundamental para que esto ocurra así y, otra vez, tiene que ver con la industria farmacéutica. Existen muchísimas revistas científicas en medicina de mayor o menos prestigio, pero muy pocas —prácticamente ninguna de relevancia— son independientes. Editar una revista es un proceso complicado y caro, por lo que todas dependen de empresas editoriales que tienen un objetivo de obtención de beneficios por venta o por ingresos de suscripción. Además, como en general estos ingresos no son suficientes, lo que han hecho toda la vida estas revistas es aceptar publicidad de la industria. Fue ahí cuando firmaron el pacto con el diablo, porque dejaron de ser dueñas de su contenido y pusieron el conocimiento en venta. Resumiéndolo mucho, pero sin alejarnos de la verdad, lo que sucede es que deben adaptar lo que publican a lo que interesa a sus anunciantes o, de otro modo, se arriesgan a que estos se vayan a otra, dejen de financiar la revista y esta se vea obligada a cerrar.

Hay casos de editores que dejaron sus publicaciones ante esa pérdida de independencia, pero no fueron muchos y tampoco consiguieron cambiar el rumbo. Cuando Marcia Angell fue directora del importantísimo *The New England Journal of Medicine*, sostuvo una política de cero tolerancia a la intervención de la industria, pero dejó el cargo al no poder soportar la imposición de esta forma de divulgar el conocimiento que lo hacía dependiente de la financiación externa. Su sucesor, Jeffrey Drazen, ha perdido la batalla, y ahora los autores que publican en la revista pueden recibir pagos de compañías farmacéuticas de hasta 10.000 dólares por sus artículos.

Nosotros mismos, desde la Sociedad Española de Medicina Psicosomática y Psicoterapia, empezamos a editar un boletín trimestral hace cuarenta años y no conseguimos aguantar más de doce meses. Nuestro objetivo era difundir el conocimiento en forma de artículos de investigación de nuestros propios miembros o revisiones bibliográficas independientes para analizar qué se estaba publicando o llamar la atención sobre lo que nos parecía peligroso. Recuerdo a la perfección un artículo titulado «¿Debería devolver los zapatos que compré ayer?» en el que Begoña Aznárez cuestionaba el último invento de la psiquiatría académica, el trastorno por compra compulsiva. Eran los años noventa, España había entrado en el mercado común, la gente tenía dinero, las multinacionales habían abierto tiendas en las principales ciudades y muchas personas se habían lanzado al boom del consumo. Desde Estados Unidos inventaron el trastorno por compra compulsiva como habían inventado antes tantos otros, y nosotros escribimos aquel artículo para alertar sobre la vacuidad de este nuevo diagnóstico y defender, en cambio, que aquello no era una enfermedad, sino un síntoma de una carencia afectiva. El texto tuvo mucho éxito, o al menos el éxito que podía tener con nuestros medios, y nos animó a seguir sacando adelante el boletín, pero el trabajo de organización, la redacción, los gastos de impresión y los procesos de envío eran demasiado para nosotros. Todavía me recuerdo metiendo boletines en sobres junto al resto de la junta directiva y poniendo los sellos a mano antes de ir a Correos a enviarlos. El proyecto nos entusiasmaba y no nos importaba trabajar, pero los trimestres se nos hacían cortísimos y, para cuando acabábamos un boletín, ya íbamos tarde con el siguiente.

Habríamos podido resolverlo si hubiéramos aceptado la financiación que la industria nos ofreció, pero nos habíamos puesto la capa de Quijotes y no la quisimos. Al final, como les ha pasado a tantas revistas médicas que han querido ser independientes, tuvimos que abandonarla.

Este modelo de difusión del conocimiento nos está llevando a perdernos gran parte de los avances médicos que nos permitirían entender la salud de forma más integral, aunque estén realizados con los mismos medios científicos y los mismos protocolos de los resultados que sí se comunican. Los profesionales que los investigan están dentro del modelo científico, pero los dueños de las revistas censuran su trabajo. Cuando consiguen publicarse, porque algunas revistas más valientes o con un cierto nivel de independencia se atreven a incluirlos —y por eso personas como yo acabamos leyéndolos—, lo que ocurre es que no se difunden en los circuitos generalistas. Son artículos que no van a congresos, que no existen en simposios, porque ninguna facultad de Medicina ni departamento de psiquiatría tiene dinero para organizar un encuentro con quinientos asistentes. Nadie puede organizar un congreso sin apoyo económico de la industria, tampoco las instituciones públicas, y la industria solo llevará a los suyos aquellos que apunten en la dirección que les interesa. Por eso, cuando vas a un simposio de cualquier especialidad de medicina, está lleno de estands donde te van a «vender» medicamentos o te van a regalar un bolígrafo, una cartera o una cena para convencerte de utilizarlo. He visto a compañeros muy serios dándose codazos para conseguir un cuadernito, y no hay nada que me haya hecho desencantarme más de estos espacios.

Si las revistas de divulgación vendieron su alma al aceptar publicidad, la medicina en general lo hizo el día en que admitió, de forma seguramente inconsciente pero a pesar de todo clarísima, que de la formación de posgrado de nuestros médicos se iba a ocupar la industria farmacéutica. A costa de estos congresos, en los que se difunde el conocimiento oficial y a los que se acude casi siempre por invitación de los laboratorios, los médicos han dejado de creer que tienen que pagar por formarse después de la carrera. Deben de ser los únicos profesionales que piensan esto, porque, que yo sepa, ni los ingenieros, ni los abogados ni los arquitectos se encuentran con algo parecido. Yo mismo, que estoy a caballo entre la medicina y la psicología, sé que lo primero que hacen muchos psicólogos al acabar la universidad es buscarse una formación privada complementaria ofrecida por entidades independientes, una formación que pagan de su bolsillo. No pasa igual con los médicos. ¿Para qué gastar dinero si los saberes mayoritarios, los de la corriente *mainstream*, están en los cursos y congresos financiados por los laboratorios? ¿Para qué hacerlo si la formación que necesito —o la que me hacen creer que necesito— me la da gratis la industria? Se nos olvida que nada es gratis, todo tiene un precio. Así es como se mantiene cerca el conocimiento oficial y a distancia el conocimiento ignorado, igual de válido que el oficial, pero que se atreve a contradecir alguna de sus afirmaciones.

Como apunte final, quiero señalar que criminalizar a la industria farmacéutica y responsabilizarla en exclusiva del aparente fracaso de nuestra tarea como profesionales no es correcto ni nos ayuda. Si hablamos de salud, deberíamos aproximarnos, también, a la industria alimentaria, a la del ocio, a los medios de comunicación… Convertir en única culpable a la industria farmacéutica es demasiado fácil. Estas empresas, como todas en el mundo en el que vivimos —y que votamos— solo tienen un objetivo: repartir dividendos entre sus accionistas. Legal y legítimo. Que nosotros creamos que «cuidan de nuestra salud» es un ejercicio de tierna inocencia que deberíamos mirarnos. Y, a lo mejor, no ser cómplices.

Capítulo 5

El contexto, un elefante rosa en la habitación

El doctor sir Michael Marmot, profesor de Epidemiología y Salud Pública en el University College de Londres, escribió en su libro *The Health Gap* (*La brecha sanitaria*): «¿Por qué tratar a los pacientes y hacerlos volver después a las mismas condiciones que los enfermaron?». Es necesario que tratemos a los enfermos, pero debemos dedicarnos de igual forma a los problemas que enferman a la gente.

Llegados a este punto, creo que es obligatorio insistir en que algo no funciona. Llevamos décadas siguiendo la teoría del déficit y buscando respuestas al sufrimiento en la oxitocina, la dopamina o la serotonina, pero no estamos mejor. Psiquiatrizamos lo que nos pasa, hacemos de los síntomas enfermedades y lo solucionamos todo a base de pastillas, que, como mucho, nos alivian en el corto plazo. Médicos y pacientes estamos oprimidos por un sistema que ya no da más de sí, asfixiados por un elefante en la habitación que reclama a gritos que le hagamos caso. No podemos seguir ejerciendo la medicina y pretendiendo ayudar a la gente si no levantamos la vista de la biología, del cientificismo y de los fármacos como respuesta milagrosa a todo lo que nos ocurre. Porque el elefante en la habitación que todo el mundo ve, pero muchos fingen que no está ahí, no es ni más ni menos que aquello que nos rodea. Nuestro contexto. Las causas de las causas.

Pesa más el código postal que el código genético

En los últimos treinta años, se ha extendido el reconocimiento de que la mayor parte de la carga mundial de morbilidad y las principales causas de las desigualdades en materia de salud, que se encuentran en todos los países, derivan de las condiciones en que las personas nacen, crecen, viven, trabajan y envejecen. Esas condiciones son habitualmente referidas como «determinantes sociales de la salud», una expresión utilizada como abreviatura para abarcar los determinantes sociales, económicos, políticos, culturales y ambientales que determinan nuestra salud. Porque la salud es y siempre será biopsicosocial. Es lo que defendemos desde la psiquiatría social: que no hay bienestar físico separado del bienestar mental, como tampoco hay ni uno ni otro si no estamos a gusto en el entorno que nos rodea, que incluye factores como el trabajo, el lugar en el que vivimos o la gente con la que nos relacionamos. ¿Es esto una teoría de la medicina alternativa o de alguna otra perspectiva minoritaria? Para nada. Es algo tan aceptado —aunque siga siendo tan ignorado en nuestro sistema sanitario— que la mejor referencia a la que podemos acudir para explicarlo es la Organización Mundial de la Salud.

Hace ya más de veinte años que la OMS publicó un importante artículo sobre diez determinantes sociales de la salud que nos afectan a todos. Con ello, no estaba postulando una hipótesis o aventurándose a construir una nueva teoría aún por confirmar. No hay ninguna duda de que los diez factores incluidos en el documento condicionan nuestra salud. La ciencia —sí, los mismos métodos científicos que tanto encumbramos— ha demostrado que estos determinantes tienen el poder de alargar o acortar la esperanza de vida, de hacer más probable que tengamos un trastorno mental o de hacernos menos vulnerables a sufrir, por ejemplo, una enfermedad cerebrovascular. Estamos tan seguros de ello que la OMS tituló su estudio *Los hechos probados*.

Cada uno de estos diez puntos habla del contexto en el que crecemos: determina la salud según donde naces y donde vives, y no por la cantidad de serotonina que fluye por tu cuerpo o por la mucha o poca voluntad que pongas en dejar de estar triste y salir de una depresión. Estos son los diez puntos:

- La pendiente social.
- El estrés.
- Los primeros años de vida.
- La exclusión social.
- El trabajo.
- El desempleo.
- El apoyo social.
- La adicción.
- Los alimentos.
- El transporte.

Estos determinantes son los responsables, por ejemplo, de que entre Pozuelo de Alarcón y Parla, dos municipios de la Comunidad de Madrid separados por no más de veinte kilómetros en línea recta, haya una diferencia de vida de hasta dos años. O de que entre Chamartín y Puente de Vallecas —ya no dos localidades distintas, sino dos distritos de una misma ciudad, Madrid— haya una distancia de tres años en la esperanza de vida de sus habitantes. Esto es una completa barbaridad. Que tengamos unos parámetros de vida tan distintos a diez minutos de distancia en coche y no lo estemos contemplando ya como una prioridad para hablar de salud es un error garrafal. Dos o tres años de vida son muchísima distancia, por no hablar de la diferencia de indicadores de salud mental que también hay entre esos lugares. No creo exagerar si digo que en Parla puede haber, fácilmente, veinte veces más adictos a la heroína que en Pozuelo. ¿Qué les pasa a los habitantes de Parla? ¿Que curiosamente todos han nacido con un cerebro biológicamente atraído hacia las drogas? No, lo que les pasa está en esos diez determinantes sociales que la OMS recoge en su documento.

Hoy sabemos que una dieta basada en alimentos ultraprocesados es malísima para el cuerpo. Sabemos que vivir rodeados de espacios arbolados nos aleja de los trastornos mentales y que tener tiempo para hacer ejercicio, pasear o relajarse influye directamente en cómo nos sentimos. Tenemos clarísimo que el estrés crónico nos debilita, desactiva nuestro sistema inmunitario y nos lleva a una inflamación general. ¿Y qué condiciona todo esto? Tener dos o tres empleos porque sin ellos no llegas a fin de mes. Vivir con la amenaza de que te echen del trabajo, o sin saber si, cuando te echen, porque solo te contratan de forma temporal, volverán a contar contigo en el futuro. Tener que mudarte cada pocos años porque te suben constantemente el alquiler. Estar dos horas y media en el metro de Madrid cada día. No ver ni un árbol desde tu ventana, ni tener tiempo, dinero o energía para hacer una excursión al monte el fin de semana. El estrés crónico está en todos esos escenarios. Escenarios que pueden ser muy distintos a solo quince kilómetros de distancia. Un ejemplo de lo mucho que nos determina el barrio se puede ver con la regla 3-30-300: que desde tu balcón veas al menos tres árboles, que el treinta por ciento de tu barrio sea zona verde y que estés a menos de trescientos metros de un parque grande. Cumplirla disminuye de forma significativa el riesgo de padecer un trastorno mental y otras alteraciones; de hecho, ciudades como Barcelona han demostrado, con la remodelación de ciertos barrios, que el consumo de antidepresivos ha disminuido un trece por ciento.

Sabiendo lo que sabemos ahora, no podemos ignorar que existen contextos más tóxicos que otros, que la riqueza o la pobreza, la violencia o la calma que rodean a cada persona son elementos fundamentales para la salud. No obstante, hay una parte que tiene mucho que ver con el contexto específico del capitalismo brutal en el que todos estamos inmersos, vivamos en Parla o en Pozuelo. Es lo que llamamos «determinantes comerciales», que vienen a englobar todas las prácticas de ciertas industrias con ánimo de lucro dirigidas a modificar la conducta humana para conseguir beneficios, prácticas que también afectan a la salud general y, de manera específica, a las manifestaciones de salud mental. Recientemente se ha publicado un artículo precioso que demuestra, por ejemplo, que, si modificásemos la dieta para eliminar los ultraprocesados con los que nos bombardea la industria alimentaria y redujéramos los azúcares, los niveles de depresión mejorarían de un modo significativo. Puede que alguien coma muchos de estos alimentos porque no tiene tiempo para cocinar menús saludables o dinero para comprar productos ecológicos, o igual nadie le ha enseñado a comer bien, pero no podemos ignorar el esfuerzo enorme de la industria por colocar productos que saben que son nocivos y por disfrazarlos con términos confusos y campañas publicitarias engañosas. Nos metemos mucho con la industria farmacéutica, y está bien que levantemos la voz, pero no son los únicos que nos están enfermando.

El poder de los determinantes comerciales se ve muy claro si observamos las adicciones —al tabaco, al alcohol o al juego— y la actividad empresarial de las industrias que las promueven. El único objetivo de las tabacaleras o de los casinos es ganar dinero, y por eso se han tirado años anunciando sus productos y buscando nuevos clientes al promocionarse como algo atractivo. Les da igual crear adicción. Como sociedad, lo hemos entendido y lo hemos regulado, o al menos estamos intentando ponerle freno. Tenemos hospitales que tratan el cáncer de pulmón, sí, pero también tenemos una legislación antitabaco que pretende prevenir que la enfermedad se desarrolle. Si la industria tabaquera pretende determinar a las personas a que fumen, nosotros, como sociedad, contraatacamos. Eso es lo que nos falta hacer hoy con la industria alimentaria, una de las más dañinas y de las que más pasan por debajo de nuestros radares. Gastamos miles de millones de euros en hospitales y tratamientos médicos y farmacológicos para combatir enfermedades que se originan en las estanterías de nuestros supermercados.

Siempre me ha llamado la atención la cantidad de información contrastada que tenemos sobre el daño que nos hacen ciertos productos y el poco caso que le hacemos. El Ministerio de Sanidad incluye en su página web la definición de «determinantes comerciales», y este mismo año ha publicado un folleto divulgativo en el que resume algunas prácticas tramposas de estas industrias: estrategias de marketing, desacreditar evidencias científicas, *lobbying* para oponerse a regulaciones más estrictas, presión en los juzgados para ganar tiempo o derrotar a las administraciones, alianzas con sociedades falsamente científicas que usan como grupos-pantalla... Todo esto lo dice el folleto del ministerio, con esta claridad. El Gobierno de España lo sabe, el Ministerio de Sanidad lo publica, ¿y luego qué? Es una pregunta retórica, claro. La fuerza de estas industrias es tan poderosa que nos quedamos parados aquí. Entonces, si no puedes arreglar estos determinantes sociales porque la industria del tabaco, del alcohol, de los juegos de azar o de la alimentación son muy poderosas y mueven la economía, al menos a mí no me vuelvas loco. Si me ha tocado vivir en esta sociedad moderna liberal que no permite regulaciones, esta sociedad en la que todo vale, no me pongas a mí la etiqueta de que el enfermo soy yo.

La teoría inflamatoria de la depresión

Lo que más me enfada de este asunto es que no son datos nuevos. Tenemos registros de las enfermedades que son más prevalentes en cada lugar y podemos explicar qué factores sociales y comerciales influyen en esto. Todo ello forma parte del conocimiento ignorado, del elefante en la habitación que se hace cada vez más grande, pero sobre el que todavía no hemos hecho nada.

Mientras escribo este libro, ha aparecido el *State of the Global Workplace 2025*, el reportaje anual de situación laboral de la consultora Gallup que mide cómo se sienten los trabajadores en sus puestos de trabajo. Cada año, los medios se hacen eco de sus resultados y estos días podemos leer que el treinta y siete por ciento de los profesionales españoles reconocen sentirse estresados, lo que es casi cuatro de cada diez personas. Además, dos de cada diez dicen haber sentido ira o tristeza en las últimas veinticuatro horas. ¿Cómo puede estar pasando esto? ¿Cómo podemos ser capaces de leer que levantarse cada mañana para ir a trabajar es un drama para tanta gente y seguir sin tomar medidas? Los datos se publican, los leemos y nadie reacciona. Esos trabajadores están hoy de nuevo en sus puestos en unas condiciones de sufrimiento, de agobio, de malestar, seguramente porque los estén tratando mal, o no les estén pagando lo que les deben, o hagan jornadas abusivas… En términos evolutivos, puramente animales, si trabajas en unas condiciones infames, es imposible que eso no te pase factura en la salud. Una vez más, nada es gratis. Esa es la visión biopsicosocial que tenemos que implementar. El ser humano no está preparado para estar ocho horas sufriendo, o diez, o las que sean, y luego volver a casa y ser una persona feliz, empática, con ganas y ánimo para relacionarse con los que lo rodean, ir al cine, salir a pasear, dar abrazos… Nadie puede pasar ocho, diez, doce horas diarias sufriendo y que su sistema psico-neuro-endocrino-inmunitario no acabe alterado, porque durante esas horas está enfermando en todos los niveles, en el cuerpo, en la mente y en el relacional.

Después, cuando esa persona agotada, triste o enfadada va al médico porque no quiere o no puede levantarse por las mañanas, lo que hacemos los médicos —¡que tenemos diez minutos para cada paciente!— es ponerle un tratamiento para que sea capaz de volver al sitio que le está amargando la vida. Cuando hacemos un diagnóstico de depresión o de ansiedad sin valorar las causas, le estamos diciendo al paciente que el problema es suyo, que lo que tiene que hacer es animarse y dejar de lloriquear, o bien que lo que le falta es serotonina, que esa es la raíz del problema. Convertimos en enfermedades reacciones adaptativas que son absolutamente normales. Esta es la gran tragedia de la psiquiatría, de la psicología y de la famosa salud mental que no existe, porque toda salud es biopsicosocial. La serotonina solo ha servido para explicar algunos aspectos psicológicos de la persona deprimida, pero nunca ha podido explicar por qué ese paciente tenía dolores, molestias intestinales, reacciones en la piel, dificultad en las relaciones con los demás…

Hoy, sin embargo, existe otro modelo que explica los trastornos mentales como un proceso inflamatorio. Según esta visión, son las citoquinas, unas proteínas que regulan la inflamación, las verdaderas fichas clave del asunto. Es un modelo que me gusta mucho porque habla de algo en lo que llevo cuarenta años trabajando: que la depresión no es una enfermedad del cerebro, sino un trastorno sistémico que afecta a todo el ser humano en relación con su entorno. Según este modelo, la depresión es un síntoma más de una inflamación de bajo grado que afecta al sistema nervioso y, por lo tanto, a todo nuestro cuerpo. Tenemos información científica de sobra que demuestra que los eventos estresantes aumentan la producción de citoquinas proinflamatorias y, con ellas, una serie de señales que llevan al cuerpo a trabajar constantemente como si estuviera protegiéndose de un peligro inminente. ¿Y qué eventos estresantes pueden causar esta inflamación, silenciosa pero duradera? El estrés crónico que nos llevamos a casa después de ocho horas en un trabajo abusivo y mal pagado, o el que nos acompaña en el tren cuando tenemos que hacer más de una hora de ida y otra de vuelta, o el que va unido a un alquiler que no para de subir, a tener a la familia lejos, al insomnio, a comer mal...

Ningún organismo está preparado para estar en constante situación de alerta sin tener que entregar algo a cambio. El precio que pagamos nosotros es una alteración en el sistema nervioso que regula la mayoría de las funciones corporales, una alteración que puede provocar enfermedades cardiovasculares, diabetes, obesidad... o, como se está demostrando, trastornos mentales. Son los hechos probados de la OMS los que nos acercan o nos alejan de esta inflamación, y el factor más importante en todos ellos es dónde nacemos y cómo crecemos.

En lugar de repensar la salud, estamos medicalizando la pobreza y la precariedad. En lugar de cambiar la forma en que trabajamos, vivimos y nos organizamos, leemos que las personas sufren y seguimos sin hacer nada. Estamos tratando como depresiones lo que son reacciones naturales y poniendo medicación a todo el que se queja para no afrontar el cambio sistémico que necesitamos. A todos nos suena la frase de Ortega y Gasset: «Yo soy yo y mi circunstancia», pero no tantos conocen que la frase no acaba ahí. Lo que de verdad dijo este filósofo es mucho más adecuado para el cambio de perspectiva integral que tenemos que afrontar, el único que nos dará la oportunidad de empezar a mejorar: «Yo soy yo y mi circunstancia, y, si no la salvo a ella, no me salvo yo».

Del problema social al problema individual

En el momento en que decidimos que una depresión, un trastorno por ansiedad o una bulimia es una etiqueta puramente psiquiátrica, biológica y tratable con fármacos, dejamos fuera de la ecuación todos los factores sociales y hacemos a la persona culpable de sus males. Ese es el verdadero problema. Si hoy sabemos que estar en contacto con la naturaleza o poder disfrutar de la luz del amanecer influye en nuestra salud, si sabemos que el barrio en el que vivimos o cómo comemos determinan qué enfermedades podemos sufrir, ¿cómo vamos a defender que nuestro malestar es solo pura química en nuestro cerebro?

¿Que existe el malestar? Sin ninguna duda. ¿Que el malestar puede estar relacionado con todos esos factores? Tampoco hay duda. Si algunos estamos enfadados con cómo estamos gestionando o ignorando estas verdades, es porque convertir el sufrimiento en una enfermedad del cerebro es lo mismo que convertir a una persona sana, pero sufriente, en una persona enferma y dependiente de un fármaco o de un sistema sanitario. Todo lo demás desaparece. El diagnóstico actúa como una tapadera, una máscara que nos vuelve ciegos. Es el árbol que no nos permite ver el bosque. Y, mientras tanto, los negocios implicados, quienes han propiciado todo esto, se frotan las manos.

Cuando el malestar social se hace pasar por un problema individual, podemos seguir subiendo el alquiler, pagando contratos precarios, comiendo mal, durmiendo peor o viviendo en barrios absolutamente insalubres sin reconocerle la importancia que tiene sobre nuestra salud. ¿Qué importa todo eso cuando el problema lo tienes tú? Si tomas un antidepresivo y tu sufrimiento se arregla, al menos de forma temporal, la sociedad no tiene por qué hacer ningún cambio. Ese es el quid de la cuestión y el mensaje que considero tan importante recalcar. Mientras escribo estas líneas, le han dado el Premio Princesa de Asturias de Comunicación y Humanidades al filósofo coreano, afincado en Berlín, Byung Chul Han. En su discurso de aceptación ha dicho cosas tan certeras como estas: «Quien fracasa en esta sociedad del rendimiento se responsabiliza a sí mismo y se avergüenza, en lugar de poner en duda el sistema. En esto consiste la habilidad del régimen neoliberal: dirigiendo la agresividad hacia sí mismo, el explotado no se convierte en revolucionario, sino en depresivo».

Piensa un momento: ¿cuánto hace de la última verdadera revolución social? Hay que remontarse al siglo xx, a la Revolución rusa, la española o la cubana para ver un ejemplo, porque no tenemos otra referencia más cercana en el tiempo. Lo más parecido y reciente que yo pude vivir fue aquel movimiento tan bohemio y amable del Mayo francés, en 1968. Ya no hay revoluciones ni se las espera. El malestar, el enfado, la rabia que llevó a mucha gente a movilizarse en aquellos momentos se han patologizado y se tratan como una enfermedad sobre la que solo se puede actuar con fármacos. La sociedad ha conseguido que nos relacionemos con deprimidos en lugar de con revolucionarios y ha sido toda una victoria, porque es mucho más fácil, y muchísimo más económico, tratar con los primeros que con los segundos.

La pandemia de angustia y depresión que aflige nuestro tiempo no puede ser correctamente entendida, o curada, si es vista solo como un problema personal padecido por individuos dañados. Como decía el filósofo británico Mark Fisher, una víctima de este tiempo, se ha conseguido un sistema perfecto: el capital enferma al trabajador, y luego las compañías farmacéuticas internacionales le venden drogas para que se sienta mejor. Las causas sociales y políticas del estrés quedan de lado mientras que, inversamente, el descontento se individualiza e interioriza. Tratar la ansiedad, la depresión o la fatiga crónica como un problema químico o biológico dispensa al capitalismo de rendir cuentas de sus mecanismos alienantes.

Como sociedad, hemos convencido a la población de aceptar un diagnóstico sin observar sus causas. Hemos transformado el problema social en una responsabilidad individual. Hemos acallado la protesta y psiquiatrizado el sufrimiento. Por eso mismo, cuando yo defiendo este discurso en contra de todo esto, y cuando tú lees este libro, estamos haciendo algo revolucionario.

SEGUNDA PARTE

LA REVOLUCIÓN HACIA UNA SALUD MÁS HUMANA

Capítulo 6

Salud solo hay una

«Madre no hay más que una, y a ti te encontré en la calle». Es la letra de una copla española de la posguerra, escrita por Rafael de León y cantada por Pepe Pinto, que recuerdo a veces cuando pienso en el debate en torno a la salud mental. El concepto de salud mental también lo encontramos en la calle y, ya lo hemos visto, insistir en que el camino es seguir hablando de ello no es suficiente.

La gran epidemia de malestar que parece llenar los titulares no es más que otra muestra de hasta dónde llega la psiquiatrización del sufrimiento humano. Cada diagnóstico de trastorno mental es una carga para la persona que lo escucha, una condena para que siga creyendo que importa más lo que le pasa que lo que le ha pasado a lo largo de toda su vida. «Diagnóstico: una de las enfermedades más extendidas», decía Karl Kraus a inicios del siglo pasado. Si separamos lo mental de lo corporal y lo corporal de lo social, chocamos una y otra vez con el mismo muro. Pero hay otra opción. Podemos, y debemos, reconocer que este es un modelo caduco. Atrévete a pensar distinto. No es solo cuestión de poner más psicólogos, más médicos, más fármacos, más diagnósticos, sino de buscar otros recursos: otros tipos de mirada, otros enfoques, otros conocimientos, otros tratamientos. Podemos quedarnos quietos en lo que ya no funciona o podemos progresar.

Entre conservar y progresar

Lo queramos o no, nos asusta el progreso. Como especie, somos conservadores porque avanzar implica siempre dejar algo atrás, reconocer que estábamos equivocados sobre aquello que nos ha guiado durante un tiempo, despedirse y hacer un duelo. Progresar siempre da miedo. Es Colón echándose al mar sospechando que hay tierra allí delante, pero sin tener la certeza de que va a llegar sano y salvo a la otra punta del mundo. Es Galileo descubriendo que la Tierra no es el centro del universo sobre el que orbitan el resto de los astros y yendo en contra de las «verdades» de la Iglesia y de toda la ciencia previa. Antes de encontrar el apoyo de los Reyes Católicos, a Colón lo ignoraron los monarcas de Francia, Italia y Portugal. A Galileo, la Inquisición lo obligó a retractarse en un tribunal público bajo amenaza de setenta años de prisión. Hoy, sin embargo, nadie duda de que uno y otro fueron fundamentales para el desarrollo social, científico y económico de la humanidad.

En teoría, la ciencia ha aprendido de estas lecciones. Durante mucho tiempo, hemos avanzado con el modelo hipótesis-refutación: yo digo una cosa e intento demostrarla, y luego vendrán otros autores —o incluso yo mismo, más adelante— y encontrarán posibilidades alternativas u opuestas. Por ejemplo, si bien antes se creyó que el átomo era indivisible, más tarde aprendimos que estaba formado por partículas aún más pequeñas. El modelo del átomo indivisible de Demócrito nos fue útil durante siglos para comprender el mundo, pero, ahora que ha sido actualizado, hemos podido desarrollar, entre otras cosas, la energía nuclear. Así ha funcionado la ciencia: comprobar y refutar, confirmar o descartar. En cualquier caso, avanzar.

Sin embargo, últimamente algo ha cambiado. El poder siempre ha puesto palos en las ruedas del progreso, porque quien ya está arriba no necesita avances ni cambios, pero hasta ahora estábamos consiguiendo esquivarlos. *Eppur si muove* («y sin embargo se mueve»), se cuenta que dijo Galileo después de que la Iglesia lo obligara a desmentir esa misma idea. El conocimiento, de una manera u otra, lograba escapar de los poderes fácticos. Hasta que dejó de hacerlo. Desde que cayó el muro de Berlín en 1989, el capitalismo se quedó sin contrapeso en el mundo y se lanzó a una carrera de neoliberalismo brutal, un camino en el que el dinero manda y los intereses económicos rigen la vida y, también, la difusión del conocimiento.

Hoy en día la ciencia sigue refutando viejas teorías. Todo lo que tiene que ver con la biología de la parcialidad y la visión fragmentaria de nuestro organismo ha sido refutado científicamente. La teoría de la serotonina está más que caduca, aunque la mitad de los psiquiatras del mundo sigan aferrados a eso del déficit químico para explicar los trastornos mentales. La separación entre salud mental y salud corporal ha sido impugnada, y continúa siéndolo cada día, por investigadores científicos en cada punta del globo. Sin embargo, la industria quiere esconder estos conocimientos arrancándolos de las revistas de divulgación o escondiéndolos entre sus últimas páginas, vetándolos en los congresos y apartándolos del *mainstream*. Muy a su pesar, el progreso sigue estando ahí, esperando a que queramos verlo.

La única realidad ahora vigente es que la salud fragmentada ya no es una verdad científica. Nos ha servido durante unos años, seguro que sí, pero seguir creyendo en ella es un mecanismo conservador, una característica de especie que, no obstante, no nos está haciendo ningún bien. Un dogma que sirve a los ricos y poderosos, a quienes se lucran vendiendo fármacos, a quienes proveen el petróleo que sirve de base a la mayoría de los medicamentos, a quienes la medicina biológica ha llevado a los puestos más altos del sector… Ninguno de ellos va a revivir la medicina, ni la psiquiatría ni la psicología, aceptando las refutaciones y los avances que nos permitirán avanzar. No es de ellos de los que oiremos que lo mejor que podemos hacer para tratar la depresión es recetar probióticos que mejoren la microbiota. O que el cambio climático es un factor imprescindible en nuestra salud presente y futura. O que el riesgo de depresión se dispara si nuestra dieta incluye más de un treinta por ciento de alimentos ultraprocesados. O que ignorar las experiencias traumáticas infantiles de los pacientes es una negligencia que los sitúa un paso más cerca de sufrir patologías asociadas a mayores riesgos de muerte.

Nada de este conocimiento saldrá de ellos. Ninguna revolución se empieza desde arriba. Pero sí comienzan, quizá, por hacernos dueños de todo este conocimiento ignorado que tan poco interesa a algunos, pero que tanto nos tendría que interesar a la mayoría. Con él llegamos una y otra vez a la misma conclusión: no podemos seguir hablando de salud mental, de salud endocrina o de cualquier otra salud, porque las estamos vaciando de contenido. No existen compartimentos estancos que podamos tratar ignorando el resto de lo que nos pasa. Salud solo hay una… y a ti te encontré en la calle.

Del reduccionismo biológico al modelo integrador

Desde la psiquiatría social y la psicoterapia, defendemos que integrar las saludes fraccionadas en una única salud es recuperar la humanidad que perdimos cuando decidimos colocar la tecnología por encima de los saberes. Aquello nos fue muy útil por un tiempo y nos permitió alcanzar importantes avances científicos y técnicos, pero ya ha sido refutado. El reduccionismo biológico no sabe explicar cómo somos ni por qué sufrimos como sufrimos, y mucho menos nos puede dar las herramientas para vivir mejor. Nos ha hecho perder de vista el cuadro completo y ahora tenemos que recuperar la totalidad.

¿Nos estamos yendo muy lejos? ¿Estamos queriendo inventar un sistema demasiado complejo? Para nada. A riesgo de repetirme, aquí toca volver a ese «estado de total bienestar físico, social y mental» que la Organización Mundial de la Salud eligió por consenso como definición de «salud» ni más ni menos que hace casi cincuenta años, en la Conferencia Internacional de Alma-Ata de 1978. Lo que pedimos es ser coherentes con algo que se estableció en plena Guerra Fría, una definición tan irrebatible que consiguió poner de acuerdo a potencias antagónicas en una de las épocas geopolíticas más tensas. Una idea cuyas raíces ya conocíamos desde hace siglos —¿qué es, si no, el aforismo latino *«mens sana in corpore sano»* que aún repetimos?— y que, de una forma u otra, todos entendemos y aceptamos inconscientemente. Si eso es así, ¿por qué no actuamos en consonancia? ¿Por qué el progreso nos ha llevado a ignorar todo esto? Y, sobre todo, ¿cómo podemos recuperar ese conocimiento sabido pero ignorado, para aplicarlo de verdad?

El progreso pasará por volver a colocar esta idea integradora en el centro de nuestro pensamiento y por crear una nueva forma de actuar, responder e incluso hablar que orbite sobre ella. Por definición, la salud no se puede dividir, porque es el completo estado de bienestar en estas tres áreas, así que lo primero que tenemos que hacer es desprendernos de las etiquetas de salud fraccionadas. Una persona tiene una sola salud y, alargando ese mismo concepto y aplicándolo en la práctica, tiene una sola enfermedad. No es una exageración: cada vez que hablamos de esquizofrenia, de depresión o de cualquier otro trastorno del DSM, esa persona está también en un hospital o en atención primaria siendo tratada por lo que se consideran enfermedades corporales. No he conocido a nadie con un diagnóstico de trastorno mental que no tenga además síntomas corporales y problemas en las relaciones con sus padres, hijos, pareja, amigos o compañeros de trabajo. Por eso, proponemos dejar de fraccionar la salud y la enfermedad, y hablar en su lugar de manifestaciones del sufrimiento, que pueden ser mentales, corporales o relacionales, en correspondencia con las patas psicológica, física y social de la salud. Una persona manifiesta su malestar en todas las áreas, pero eso no quiere decir que sean sufrimientos diferentes, solo distintos aspectos de un mismo estado.

Para entenderlo, y también para tratarlo, necesitamos el modelo integrador. Es fundamental que la medicina integre la concepción psico-neuro-endocrino-inmunitaria del organismo y que deje de impulsar una práctica basada en especialistas y parcialistas. La paradoja, eso que más me enfada, es que los datos científicos que avalan este cambio ya están aquí, pero hay muchos profesionales que deciden ignorarlos. ¿Cuántos psicólogos habrá que pregunten a sus pacientes cómo es su dieta? Pocos o muy pocos se interesarán por lo que come esa persona a la que están tratando por depresión, a pesar de que el modelo integrador nos demuestra que no se puede investigar lo uno sin analizar lo otro. Desde una perspectiva integradora, preguntaríamos qué alimentos forman parte de la dieta del paciente, porque el plato que pone en la mesa es el primer paso de una larga cadena de acontecimientos que pueden llevarnos hasta esas manifestaciones psíquicas del sufrimiento que entendemos como depresión.

Una de las muchas certezas científicas que construyen el modelo integrador es que el intestino y el cerebro están conectados. Todos necesitamos tener en nuestro organismo una serie de microorganismos saprófitos que nos ayudan en ciertas funciones; una gran parte están colocados en nuestra piel y otros miles de millones habitan en los intestinos. Para simplificarlo mucho, entre ellos hay bacterias malas, que nos amargan la vida —como la conocida *E. coli*— y otras tantas buenas, útiles y necesarias que ayudan a la digestión y favorecen la absorción de nutrientes. Cuando la dieta no es la correcta, por desconocimiento, imposibilidad económica o porque se ve afectada por la ingesta de alcohol o el uso de medicamentos —y aquí entra la pata social de la salud, porque no todos podemos elegir cómo comer—, el equilibrio intestinal se desmorona y aparece lo que llamamos una «situación de disbiosis». Las bacterias buenas ya no dan de sí y aparecen molestias intestinales como diarreas, distensión abdominal o reflujo gastroesofágico, pero esto son solo los síntomas locales. También se ve afectada la absorción de nutrientes y, con ella, aparece una lista interminable de posibilidades. Puede que nos notemos más débiles o pillemos más infecciones porque nuestro sistema inmunitario se debilita al no obtener los aminoácidos que necesita para convertirlos en anticuerpos. O puede, como es el caso que nos atañe, que la dieta no incluya triptófano —o que lo incluya pero la disbiosis impida que se absorba—, un aminoácido que nuestro cuerpo no puede producir, pero que resulta esencial porque de él obtenemos la serotonina. Sin triptófano, la carencia de serotonina está asegurada y, sin serotonina, el estado mental se verá alterado. Por más que sepamos que el déficit de este transmisor no causa la depresión, sí está demostrado que afecta a nuestro estado mental, lo suficiente para, por ejemplo, llevarnos a la consulta de un psiquiatra. Un psiquiatra que, muy probablemente, nos recete un antidepresivo en vez de preguntarnos cómo está nuestro intestino.

Podríamos pensar que, al menos, este colega ha identificado la carencia de serotonina e intenta ponerle remedio. El problema es que, una vez más, de nada sirve un fármaco que hace que la serotonina esté más tiempo en el espacio intersináptico si nuestro intestino no puede absorber el triptófano, su precursor. Y, si en nuestra dieta faltasen ácidos grasos omega 3, como ocurre en la de muchas personas que no consumen pescado azul habitualmente, entre otros muchos alimentos naturales, es muy probable que los receptores situados en las membranas celulares, encargados de absorber neurotransmisores como la serotonina, no fueran suficientes o no funcionasen bien. Esto ocurre porque los ácidos grasos omega 3 son los ladrillos de las membranas, unos componentes arquitectónicos imprescindibles para nuestra red neuronal. Sin ellos, la red se agujerea. Así que, incluso queriendo arreglar un déficit de serotonina, estamos fallando al paciente si no comprobamos si su dieta le va a permitir metabolizarla. Muchas de las depresiones que se están tratando hoy con antidepresivos como Prozac estarían mejor llevadas si, como médicos, lo que recetásemos fueran suplementos de ácidos grasos omega 3, o si enseñásemos a los pacientes a incorporar pescado azul en su dieta. Sustancias que, en todo caso, no son incompatibles.

El eje intestino-cerebro, que se explica muy bien con estos casos, es solo una de las ramificaciones del modelo integrador que tanto defendemos. Nuestras condiciones materiales y sociales definen a qué alimentos podemos acceder; lo que comemos afecta a nuestro sistema psico-neuro-endocrino-inmunitario, y una afectación en cualquiera de sus partes nos puede provocar manifestaciones corporales, mentales o sociales. ¿De qué nos sirve acudir a especialistas que solo miran su parcela y nos despachan con un «esto no es de lo mío» en cuanto salimos de su zona de confort? ¿De qué nos sirve tener facultades separadas para cada aspecto del sufrimiento si la salud es una y la enfermedad también? Sueño con demoler estos edificios antiguos, ver caer sus muros y construir con sus ladrillos una única escuela en la que, por fin, la medicina sea integral y no carpintería de mamíferos. Sueño con que sea, ante todo, humana.

Una salud individual, una salud global

¿Y si fuéramos aún más allá? ¿Hasta dónde puede llegar el concepto de que la salud es solo una? Si tiramos del hilo de la teoría inflamatoria de los trastornos mentales que vimos en el capítulo 5 —una teoría integradora que, estoy convencido, señala la dirección del futuro de la medicina—, es sensato decir que un amplio porcentaje de la población occidental padece ahora mismo una inflamación de bajo grado. La mayoría de las personas que viven en grandes ciudades, alimentándose de comida de supermercado y sometidas a distintos tipos de estrés tienen el sistema psico-neuro-endocrino-inmunitario trastornado y presentan síntomas más o menos graves en todos los niveles de su salud. En lo físico, pueden ser dolores, molestias, infecciones, debilidad y mil posibilidades más; en lo mental, pueden verse como depresiones, anorexias, ansiedad u otros trastornos; y en lo relacional son susceptibles de transformarse en irritabilidad, mal humor o dificultades para conectar y empatizar con quienes los rodean. Si la inflamación está ahí, los síntomas también.

Una propuesta muy interesante de varios profesores de Medicina y Matemáticas de Estados Unidos, el Reino Unido y los Países Bajos es que las confrontaciones globales que estamos viviendo hoy, conflictos políticos y guerras, se pueden relacionar con esta inflamación mundial. Al fin y al cabo, la sociedad no es más que la suma de sus individuos; si todos estamos como cabras, entonces la sociedad también debe de estarlo. Si todos comemos mal, nos divertimos mal, tenemos malas relaciones con el trabajo, manifestamos carencias en los ámbitos satisfactorios más elementales como el sexo o la contemplación de la naturaleza…, ¿qué posibilidades tenemos de formar una sociedad sana? La mirada integradora también es esto: si la pata social a nuestro alrededor falla, como individuos tenemos menos oportunidades de estar sanos, y, en la otra dirección, si como individuos estamos enfermos, nos costará más alcanzar un entorno social satisfactorio.

El trabajo de estos cuatro investigadores, que han llamado *Un mapa inflamatorio multiescala: relacionando el estrés individual con la disfunción social,* es fascinante porque nos podría ayudar a entender por qué los seres humanos no paramos de hacer cosas en nuestra contra, por qué estamos siempre cabreados —perdón, disfóricos— y peleándonos. Las guerras, la xenofobia, ese estado de confrontación crónica y tantas otras dinámicas que tienen que ver con la bronca permanente podrían entenderse en términos inflamatorios: una sola enfermedad global. La investigación incluye proyecciones y modelos matemáticos más complicados de replicar aquí, pero lo que me interesa es que su tesis comulga con la idea de una psiquiatría que siempre tiene que ser social, porque nuestro entorno constantemente influye en cómo vivimos. Sabemos, de hecho, que los grupos tienen una psicología propia que llamamos «psicología grupal» y que se ha usado miles de veces para explicar comportamientos sociales. El ejemplo más manido es el de la Alemania nazi: cada alemán, de uno en uno, es de una manera, pero como grupo en una época concreta son otra cosa, ya sabemos cuál. Así que, si la conducta tiene un ámbito grupal, ¿por qué no tomar esa perspectiva para hablar de salud?

En esta teoría inflamatoria global, los desajustes biopsicosociales que nos afectan como individuos tienen enormes repercusiones en la sociedad. Ya ni siquiera estamos hablando de no fraccionar la salud de una persona en varias partes, sino que estamos mirando hacia una única salud global que compartimos todos. Enfoques como estos demuestran que la geopolítica es salud y que la salud es geopolítica, y que, por tanto, no podemos cerrar los ojos a lo que sucede a nuestro alrededor. Por supuesto, hay factores sobre los que podremos incidir y otros sobre los que no, pero eso no quiere decir que tengamos que fingir no verlos. El cambio comienza por saber ver el problema, porque un problema bien planteado es un problema medio resuelto.

Capítulo 7

Las raíces del bienestar

Una de las mejores cosas que nos han pasado a los humanos como especie es haber aprendido a andar. El ser capaces de erguirnos sobre nuestras dos patas traseras y mantenernos de pie y en movimiento sin necesitar apoyar las manos —una capacidad que llamamos «bipedestación»— es un triunfo evolutivo indiscutible. Nos permitió alejarnos de la senda de los otros mamíferos y, al prescindir de las patas delanteras para movernos, desarrollamos las manos, que nos volvieron tremendamente hábiles. A nadie se le ocurre negar las ventajas de la bipedestación, que, sin embargo, también tuvo sus facturas. Una de ellas es que nuestros cerebros se siguen construyendo mucho después del parto y, por eso, nuestra forma de interpretar el mundo como adultos está íntimamente ligada a esos primeros años de vida.

La arquitectura del cerebro

Tu vida, la mía y la de todos a nuestro alrededor quedaron definidas cuando, hace millones de años, el primer homínido empezó a andar erguido. Con el cambio postural asociado a abandonar el movimiento a cuatro patas, disminuyó dramáticamente el tamaño de la pelvis y, con ello, también el del canal del parto. Como resultado, los bebés humanos deben nacer con la cabeza proporcionalmente mucho más pequeña que otras especies, adaptada a la pelvis reducida de su madre. Es una cuestión muy simple: si el cráneo fuera más grande, simplemente no cabría. Así que, en comparación con el resto de los mamíferos, nacemos con un cerebro inmaduro y pequeño, que necesita mucho desarrollo fuera del útero de su madre hasta permitirnos ser independientes. El resto de los órganos están bien: el corazón, el intestino, el pulmón, el riñón...; en un bebé sano, todo funciona correctamente. Es el cerebro el que aún está por desarrollarse; prácticamente, el de un bebé no sirve para nada más allá de mantener las constantes vitales.

En la práctica, se podría decir que un bebé no tiene corteza cerebral; su madre es su cerebro auxiliar. Por raro y políticamente incorrecto que suene, hay una base real en todo esto. No hay más que ver a un ternero, un potrillo o un perro recién nacido, que enseguida desarrollan la capacidad de arrastrarse o andar y en semanas o meses ya son independientes. En cambio, si dejamos a un recién nacido solo, es imposible que sobreviva por sí mismo, porque su cerebro está sin terminar y su sistema nervioso no se encuentra preparado. Tendrá que madurar en los primeros cinco años de su vida, y lo seguirá haciendo, ya con más lentitud, hasta conseguir ser autónomo alrededor de los veinte. Y algunos, ni eso.

¿Qué tiene este cerebro básico con el que nacemos? A costa de la reducción de tamaño del cráneo, nacemos con el cerebro más rudimentario posible. Como lo importante es sobrevivir, venimos al mundo con esas partes que se encargan de nuestras funciones básicas, lo más antiguo de nuestra historia evolutiva: el cerebro de reptil, que permite que los órganos cumplan su función, y el cerebro de mamífero, que se encarga de que el bebé llore o grite cuando se sienta mal para conseguir la atención y el cuidado que necesita. No obstante, el cerebro cognitivo, esa capa externa a la que también conocemos como neocórtex o corteza cerebral, es aún casi inexistente. No hay apenas neuronas ni conexiones neuronales entre ellas;

irán creándose y definiéndose cada día. El cerebro infantil es una esponja repleta de agujeros que tendrán que ir rellenándose a fuerza de crear conexiones en los años venideros, conexiones que no existen al nacer, pero que son imprescindibles para que ese bebé pueda enfrentarse al mundo como niño y como adulto.

La mirada, el tacto, la voz y la alimentación son los cuatro grandes pilares de la conexión en esta etapa. No hay mejor manera de calmar a un bebé que llora que tomarlo en brazos, apretarlo con suavidad contra uno mismo, y hablarle tranquila y lentamente, bajando la voz poco a poco. O con una nana, canciones cuyas letras pueden ser absolutamente terroríficas, pero que para el niño son solo una sucesión de sonidos armónicos, una cadencia que le transmite la calma que necesita. El tacto, la mirada y la voz están presentes en esa madre o padre que canta a su bebé una canción de cuna, permitiendo que ese cerebro esponja vaya conectándose y desarrollándose. Todo lo que no ha podido hacerse antes, porque el cráneo de un nonato no ofrecía el espacio suficiente, se hará ahora, en cada una de las situaciones cotidianas donde aparezcan esos cuatro pilares que siempre conectan con las personas alrededor del niño o la niña. Nos construimos, más que desde la biología, desde la relación.

El poder de los vínculos

Un bebé que llora y recibe consuelo, que siente hambre y recibe comida, que tiene necesidad de compañía y recibe la atención y el cariño de su padre y su madre, es un bebé que crece sintiéndose seguro y calmado, porque en la esponja que todavía es su cerebro se están formando conexiones desde la confianza, la tranquilidad y la seguridad. Si la mirada de sus padres es confiable, si le tocan, le alimentan y le hablan desde los afectos positivos, el bebé, sin saberlo, integra ese estado en su interior. Crecer desde la confianza y la ausencia de miedo define su futuro a largo plazo tanto como su futuro más inmediato: por ejemplo, cuando un niño que está aprendiendo a andar se cae, su primera reacción siempre es mirar a sus padres. Si su madre se acerca con tranquilidad, le dice que no pasa nada y no se deja llevar por el pánico o la alarma, lo más normal es que el niño ni siquiera llore.

De la misma forma, si el niño crece sabiendo que, cuando llega la hora de comida, habrá comida; que, cuando llega la hora del baño, se le baña; que, cuando llega la hora de dormir, se le va a acostar, y que, si necesita algo de sus padres, estos le prestarán atención, genera una rutina que le aporta mucha seguridad. Se da cuenta de que es querido y, más importante aún, entiende que es querible. Al aprender que su entorno le quiere, interpreta que esto sucede porque él es valioso y, por lo tanto, merecedor de ese amor. Una idea que definirá toda su vida, porque cada uno recibe el amor que cree merecer.

Esta forma de crecer construyendo redes de confianza y de asumir de forma inconsciente que merecemos amor es lo que los profesionales que definieron la teoría del apego llamaron «apego seguro». Es desde el apego seguro donde nacen la autoestima y el autoconcepto: «Yo debo de ser valioso porque es lo que recibo de mi entorno, debo de ser querible porque mi entorno me quiere». Aunque no vamos a oír a un niño o a una niña recitar estas frases así, esa es la idea esencial que se integra a través de conexiones neuronales que rellenan esos huecos tempranos durante el desarrollo cerebral. En este tipo de personitas que crecen con apego seguro, la palabra fundamental es, precisamente, «seguridad». Para confiar, para explorar, para quererse a uno mismo o a los demás, en ese momento y en toda su historia futura.

Existe, sin embargo, el otro lado de esta teoría. Hace unos años, algunos macroestudios planteaban que solo la mitad de la población, quizá un poco más, vive disfrutando de este apego seguro. La otra mitad no ha tenido esa seguridad constante durante su infancia y, por eso, las conexiones neuronales que ha creado su cerebro no parten de la misma base de confianza y aceptación. Y, aunque el apego seguro no es como tal un rasgo de salud, sí es un factor de protección hacia todo lo que viene después.

En el grupo de personitas que van conectándose desde la inseguridad, las madres y los padres no están presentes cada día, o no lo están como deberían. Los niños crecen sin saber si esa tarde cuidará de ellos su padre, su madre, sus abuelos, la niñera ecuatoriana —que, a su vez, ha tenido que dejar a sus hijos en su país de origen al cargo de otra persona— o la encargada de la escuela infantil. No saben si esa persona estará de buen humor o agotada y cansada, no saben si en su casa se escuchará la calma o de nuevo oirán a sus padres discutiendo. Se acostumbran a los gritos o a que nadie los mire, a la falta de rutina o a la tensión del ambiente.

No hace falta pensar en agresiones explícitas, porque, para colocarnos en el otro extremo del espectro del apego seguro, no tiene por qué existir violencia física. La negligencia, el abandono, la desatención o la inseguridad hacen que un niño o una niña vaya rellenando su cerebro esponja con conexiones neuronales que le preparan para la desconfianza, la duda y la defensa.

Mary Ainsworth, una de las grandes teóricas del apego junto con John Bowlby, fue la primera en clasificar los distintos patrones de apego inseguro en tres categorías que siguen usándose hoy:

- Apego evitativo.
- Apego ansioso-ambivalente.
- Apego desorganizado.

En la práctica, muchas veces somos incapaces de ver definida una sola categoría. En consulta, es mucho más frecuente que nos encontremos con una mezcla, porque hay tantas variaciones como estilos de padres y de crianza. Aun así, esta definición teórica ha servido para intentar organizar todas las posibilidades que se pueden desarrollar cuando en la infancia se generan vinculaciones inseguras con las personas que deberían ser los cuidadores estables.

Estos tipos de apego no son otra cosa que reacciones adaptativas que las personas necesitan para sobrevivir: el evitativo hace que busquemos poner una distancia emocional con aquello que nos puede hacer daño —porque en quienes confiamos de niños ya nos defraudaron—, el ansioso-ambivalente necesita refuerzo constante —ya que en nuestro interior seguimos sin fiarnos de los vínculos que estamos creando— y el desorganizado nos sumerge en la contradicción entre lo que queremos y lo que hacemos —debido a que nunca tuvimos un suelo estable desde el que crecer—.

Cada conexión neuronal que hacemos de niños tiene su espejo en el resto de nuestra vida. Para bien y para mal, nos construimos en la mirada del otro de la misma forma que el otro se construye en la nuestra.

Si tú no me quieres, yo tampoco me quiero

Una de las consecuencias más terribles de desarrollar un apego inseguro es que no aprendemos a querernos. El vínculo más cercano de todos, el que tenemos con nosotros mismos, también se ve afectado cuando el cerebro crea conexiones desde el miedo y no la confianza. Cuando insultas a tu hijo, no deja de quererte; deja de quererse a sí mismo.

Todo el mundo conoce parejas que siguen juntas a pesar de que nadie entiende por qué. Se tratan mal, no se valoran, se hacen daño. ¿Por qué alguien se quedaría al lado de quien le trata así? Esto también viene de esos primeros años en los que se forma la corteza cerebral. La conducta de apego está genéticamente transmitida; en otras palabras, el recién nacido necesita apegarse a un cuidador porque, en sentido literal, le va la vida en ello. No es autónomo y tardará mucho en serlo, así que es imprescindible que durante muchos años unas personas mayores lo cuiden. Necesita confiar en ellas porque su vida está en sus manos. Así que, cuando empieza a percibir que papá y mamá no están, que no prestan atención o que lo descuidan, trata de justificar la situación de forma inconsciente para defenderlos. No se puede permitir pensar que lo estén haciendo mal, porque de ellos depende su supervivencia, pero, al mismo tiempo, su sistema nervioso va incorporando que ellos van por un lado y él por otro. ¿Cómo se explica un niño que sus padres sean maravillosos, como deben serlo a ojos de todo niño, pero que no lo traten bien? El planteamiento que encuentra para explicarse la situación sin ir en su contra es que no lo quieren porque él no es querible. Algo ha hecho para no merecer la atención y el cariño de sus padres.

Esto me lo han dicho mis pacientes cientos de veces. Con cuatro, con cinco, con dieciocho, con veinte y con sesenta años. «Es que yo era muy malo», «es que a mí estaban regañándome todo el día porque yo era un trasto», «yo lo entiendo porque me portaba fatal»… Estas son las personas que vienen hoy a consulta. Como tuvieron que defender el vínculo entre sus padres y ellos, se degradaron ellos. Como no se sintieron queribles entonces, también perciben que nadie lo va a hacer hoy. Y, una vez más, como cada uno acepta el amor que cree merecer, son estas personas las que acaban aceptando cualquier tipo de cariño o cuidado, aunque no les haga bien. Cualquier canalla podrá vincularse con ellos, porque hasta una migaja de amor parecerá una montaña si creemos no merecer ni lo mínimo.

Llevo más de cuarenta años viendo situaciones como estas en psicoterapia. A partir de los cuatro años, todo este sufrimiento aparece manifestado en todas las formas que el DSM se ha encargado de recoger como trastornos. Con conductas de malestar, enfrentamientos, agresividad, trastornos alimentarios o del sueño, depresión… ¿Qué es la depresión si no es esto? Alguien que piensa que no vale para nada, que todo le sale mal, incapaz de conectar con su entorno… Es una suerte de profecía autocumplida: seguramente estas personas llevan escuchando desde chiquitinas que no sirven ni valen y lo han integrado tanto que ni siquiera son conscientes. Ese es el reto de la psicoterapia: conseguir que cada persona entienda lo que incorpora en estas relaciones vinculares tempranas. Que la inseguridad, la desconfianza y la duda surgen cuando de pequeño te hacen sentir que no eres querible, ya sea con broncas y gritos o con la ausencia de mirada y atención.

En la clínica, llamamos a esto, siguiendo al profesor de la UCLA Allan Schore, «trauma relacional temprano», una experiencia traumática causada por una madre, un padre u otro cuidador primario atemorizado, atemorizante, negligente o incapaz de ofrecer protección a su hijo. Es decir, por la ausencia de la disponibilidad emocional de los progenitores y por su incapacidad de sintonizar. No es solo el abuso y la violencia lo que pueden truncar el desarrollo normal del bebé; el trauma temprano viene provocado por los sentimientos de miedo, desprotección y, por supuesto, de destrucción en el niño; sentimientos que provienen de la persona que debía ofrecerle protección y amor.

En realidad, todas estas fricciones entre lo que el bebé necesita y lo que obtiene se explican por el choque de necesidades que sucede entre los padres y sus hijos. Las necesidades de un bebé hoy son las mismas que las que podía tener hace 700.000 años: comida, cariño, atención. No ha cambiado nada. No se puede decir lo mismo de los adultos: nada en nuestras vidas se parece a las de nuestros antepasados. La civilización nos ha separado de nuestras demandas ancestrales y, sobre todo tras la caída del muro de Berlín y la expansión de un capitalismo liberal salvaje, tenemos delante un escaparate que nos tienta con todo tipo de opciones: triunfar profesionalmente, viajar, realizarnos como personas, leer, estudiar, pasear, salir a tomar cañitas… No quiero hacer un juicio de valor, está claro que las madres y los padres tienen todo el derecho del mundo a sentir esas necesidades, pero ahora deben equilibrarlas con las necesidades de su bebé. En esa dificultad para gestionar ambas nace el trauma relacional temprano. Hay padres que consiguen un equilibrio y hay otros que no son capaces, porque en esa gestión sus intereses pesan mucho, una tendencia que forma parte de la cultura y el contexto del siglo XXI en las poblaciones occidentales. Fallan, no porque mamá y papá no te quieran, sino porque se enfrentan a un choque de necesidades que no se había dado jamás. Aunque también haríamos bien en no olvidar cuando Bauman dijo que «los hijos son ante todo un objeto de consumo emocional de los padres».

Creo que también es importante decir que unos padres no tienen que ser infalibles para su hijo. Es completamente imposible que cubran el cien por ciento de las necesidades de su bebé, y no lo están condenando a una vida de sufrimiento si no lo hacen. Si pueden cubrir aproximadamente un ochenta por ciento, si encuentran un equilibrio, están presentes para acunar a su bebé, hablarle y escucharle, si se siente querido y querible, ese bebé crecerá para ser una persona con un depósito de confianza muy grande. Le pueden pasar cosas en el futuro, enfrentarse a experiencias traumáticas, pero emocionalmente tendrá la vida casi resuelta, porque dispondrá de más recursos. No dudará en quererse ni en querer.

El libro de códigos: un manual de instrucciones para la vida

Con todos los estímulos que recibimos en los primeros años de vida, los seres humanos creamos nuestro propio libro de códigos, un manual de instrucciones que nos sirve para responder a las exigencias externas durante el resto de nuestra vida. Igual que el Código de la Circulación enseña que debemos detenernos si nos encontramos con una señal hexagonal donde ponga STOP o que podemos avanzar si vemos una luz verde en el semáforo, nuestro libro de códigos nos da una serie de normas que aplicar de forma automática para movernos en cada situación vital. Las relaciones con el resto de las personas, la respuesta a la tensión, la capacidad de gestionar el enfado o el mal humor… Toda la regulación emocional se aprende en esos primeros años y se imprime en ese libro que nos servirá para relacionarnos con nosotros mismos y con los demás.

Casi nadie es consciente de que lleva consigo este libro de códigos. He perdido la cuenta de los pacientes que he visto que me dicen: «Si yo ya sé que no tendría que ponerme así, pero no puedo evitarlo». No saben que lo llevan escrito en su particular manual de instrucciones. Los niños que han sido queridos y que han recibido seguridad se mueven con un libro de códigos que les dice que también pueden ser personas seguras y querer a su pareja, su familia o sus amigos, pero esta persona que llega a consulta porque está continuamente enfadada no sabe que está respondiendo a la vida con unos códigos muy distintos. Cuarenta años después de su primera infancia, sigue reaccionando con los automatismos que aprendió cuando con tres años escuchaba la puerta de casa que indicaba que llegaba su padre y su cerebrito infantil activaba el miedo o la inseguridad. Ahora, cuando alguien toca el claxon en el semáforo detrás de él o cuando un compañero de trabajo le hace una broma que no le gusta, de forma inconsciente recurre a los mismos códigos de alerta que desarrolló mientras crecía. Unos códigos que fueron útiles como mecanismo adaptativo en su momento, pero que ahora le están complicando la vida.

Todos conocemos a personas que se pasan el día tristes o enfadadas. Que se boicotean a diario y eligen una y otra vez las peores parejas o los peores trabajos. ¿Por qué? Porque en su libro de códigos están escritos los mandatos y las prohibiciones, y en el suyo figura la prohibición de ser feliz. Desde que nacieron, todo a su alrededor fueron broncas, gritos, ausencias o violencias, y aprendieron que la vida solo puede ser eso. Por eso algunas personas necesitan las malas noticias, escuchar que hay guerra en Ucrania o que en Gaza se está cometiendo un genocidio sobrecogedor, porque confirma lo que han sentido y vivido desde el día de su nacimiento: que la gente es mala, y el mundo, peligroso. Cada noticia terrible las vuelve a colocar en cuando tenían dos años y nadie respondía a sus llantos. Su eje hipotálamo-hipófisis-adrenal se estimula de nuevo como lo hacía entonces y así obtienen la confirmación de que lo que está escrito en su libro de códigos es la única verdad que les sirve. Las empresas de medios de comunicación, por su parte, se dan cuenta de que las malas noticias hacen aumentar la audiencia, y se aprovechan para mejorar sus beneficios económicos, aun a costa de intensificar esa rueda del malestar que tanto daño nos hace. Y ya que estamos: apaga la tele, hazme caso.

Estas son las personas que veo en consulta. Me dicen que no saben por qué responden como lo hacen a sus amigos, a su pareja o a sus hijos, o que son conscientes de que no tienen motivos para estar tristes o enfadados y aun así lo están. De alguna forma, intuyen que existe algo que las está condicionando, pero no saben el qué. Es otro ejemplo de lo que llamo «lo sabido impensado»: sabemos mucho más de lo creemos, pero no nos permitimos pensarlo. Por eso, uno de los objetivos de la psicoterapia, al menos desde nuestro modelo, es poner encima de la mesa el libro de códigos, porque no podemos cambiar nada sin entender primero de dónde viene.

Tenemos que comprender que nuestras reacciones son automatismos creados en los primeros años de vida, que puede que ya no nos hagan falta. En muchos sentidos, nuestra cabeza es como un ordenador: ha programado unas formas de responder a la vida y aplica la computación: ante X situación, Y reacción. Lo que hacemos en psicoterapia es ayudar a la persona a ver esos códigos, entender cómo y por qué se han creado y decidir cuáles pueden estar ya obsoletos. Como les digo siempre a mis pacientes, aunque no sea posible cambiar la infancia, siempre estamos a tiempo de reescribir el presente y el futuro. No podemos cambiar el principio de la película, pero tenemos la posibilidad de escribir todo el guion restante y de decidir cómo queremos que termine.

La escuela infantil como síntoma

Aquí, como en todo, no podemos mirar el problema individual sin abrir los ojos al enorme problema social. Como aquel paciente que me dijo que la droga no era el problema, porque le permitía escapar del problema que era su vida, debemos comprender que ese cincuenta por ciento de población con apego inseguro nace de una situación estructural que no se puede tratar de forma individual. En palabras más claras: si un niño o una niña se tira todo el día en el colegio y después sus padres lo empaquetan en ese ejercicio sádico del poder que hemos llamado «actividades extraescolares», es imposible que haya tiempo y espacio para que se creen esas conexiones de apego seguro que tanto necesitan.

Cualquier niño de clase media-alta, cuyas familias tienen dinero para pagar todas las extraescolares del mundo, o de clase media, porque sus padres trabajan y en algún sitio tienen que dejar a sus hijos, pasa más horas al día entre colegio y actividades que lo que la Organización Mundial del Trabajo permitiría para un adulto. Empiezan a las nueve en la escuela, luego tienen violín, judo, refuerzo de matemáticas o inglés, y después aún les queda volver a casa para hacer los deberes. El horario lectivo de nuestros niños y niñas supera cualquier tolerancia sindical. En España se ha hablado de reducir la jornada laboral porque empezamos a entender que trabajar cuarenta horas a la semana no es bueno para los adultos. ¿Acaso alguien habla de reducir la jornada escolar? Algunos niños se adaptan y acaban disfrutando de las actividades, aunque en el fondo sepan —lo sabido impensado, una vez más— que lo que quieren y necesitan es estar con papá y mamá.

Las actividades extraescolares están al servicio del sistema para que los padres trabajen, como lo está toda la estructura de guarderías que da por sentado que es normal que un bebé de cuatro meses pase horas separado de sus padres. La sociabilización se hace en brazos de mamá y papá, y la autoestima se obtiene de su mirada, no de una monitora de escuela infantil que vigila a otros treinta niños o de una cuidadora inmigrante que puede ser fantástica, pero que a su vez se estará perdiendo el estar con sus propios hijos. Que el niño esté en casa o en la escuela infantil, cuidado por sus padres o por una niñera, arropado por una familia descansada y que le puede prestar atención o, al contrario, por padres agotados que se refugian en la televisión, responde a un marco político, pero define el estilo de crianza y, como resultado, el libro de códigos que integra cada niño que está creciendo.

Algunos de los países con los mejores índices de felicidad del mundo, como Dinamarca u Holanda, tienen un año de baja maternal para los padres. Son sociedades en las que es imposible comprar casi nada a las seis de la tarde, en las que los padres llegan a casa antes y más descansados, y pueden estar presentes en el día a día de sus hijos. Esto es lo que necesitamos para crear sociedades más sanas en todos los aspectos: garantizar que, en esa primera infancia que determina el desarrollo psicológico, las necesidades de los chiquitines pueden cubrirse como merecen. Estoy harto de ver programas de prevención de salud mental centrados en actuar después de que haya habido un intento de suicidio juvenil, o en combatir el TDAH infantil o en diagnosticar una depresión en preadolescentes. La salud mental se construye, como toda la salud, si un niño o niña aprende a dormir bien, a corretear por el campo, a disfrutar de la lectura, a hablar con sus padres y a ser escuchado cuando lo necesita… Las raíces del bienestar están en la infancia porque es ahí donde se forjan la salud, la autoestima, la socialización, el sentimiento de propósito, la confianza… Por eso, las propuestas que de verdad tenemos que pedir en esos programas de prevención de salud mental no son remedios rápidos, sino grandes cambios estructurales para que podamos disfrutar, como niños y como padres, de esos primeros años de vida que tanto nos configuran. Lo dijo el periodista Henry Louis Mencken: «Para cada problema complejo hay una solución simple, directa, plausible y equivocada». Tenemos que grabarnos esto, porque respuestas mágicas no ha habido nunca, no las hay y no las va a haber. Las ambiciosas, las revolucionarias, no serán fáciles ni rápidas, pero serán las que nos hagan cambiar a mejor.

Capítulo 8

Las historias de vida importan

Nuestra historia comienza el día en el que nuestros padres se conocieron. Mucho antes de que un bebé nazca, su historia es imaginada por sus padres: dos personas que se atreven a pensar por primera vez en tener un hijo y así empiezan a nombrarlo antes de que esté en el mundo. ¿Cómo sería? ¿Tendría los ojos de mamá o la nariz de papá? Es ahí cuando también se plantea por primera vez una conjunción genética, una unión de los genes de ambos con todo lo que ello comporta, las vulnerabilidades y los riesgos que cada una de las dos familias aporta. Todo esto se materializa en nueve meses de embarazo, con lo que sabemos que ocurre durante el embarazo y cómo el feto responde al estrés, la dieta, la calma, la tristeza… Para cuando nacemos, hace mucho que dejamos de ser una hoja en blanco.

Por si fuera poco, en nuestros primeros años de vida se desarrolla toda la psicología perinatal, el apego seguro o inseguro, la autoestima o la falta de ella, un sistema nervioso propenso a la calma o que aprende a tenernos siempre alerta… Esa primera infancia que luego apenas recordaremos es parte fundamental de nuestra historia y, como acabamos de ver en el capítulo anterior, determina cómo vamos a responder a todo lo que venga después. No nos podemos narrar sin ella.

Del «qué te pasa» al «qué te ha pasado»

Hoy sabemos que en nuestra historia y nuestro contexto —una redundancia, al fin y al cabo, porque la historia siempre será contextual— podemos encontrar una explicación a lo que sea que nos suceda. Que lo que nos ocurre hoy es resultado de algo que nos sucedió anteriormente. Que el habernos tenido que enfrentar como niños a situaciones de maltrato, de violencia o de negligencia tendrá una factura en la salud de nuestro presente o futuro, con manifestaciones mentales, corporales o relacionales.

En realidad, no es un descubrimiento nuevo. Hace más de un siglo que autores como el neurólogo y psicólogo francés Pierre Janet o el mismo Sigmund Freud eran conscientes de que las experiencias traumáticas en la infancia marcaban la vida. Freud, que tenía tiempo, pacientes y ganas de hablar y escuchar, se dio cuenta de que las mujeres a las que trataba por trastorno de conversión, «histéricas» en la jerga de la época, habían tenido mayoritariamente experiencias de abuso sexual en la infancia. Puede que no supiera cómo se hacía la conexión psico-neuro-endocrino-inmunitaria ni cómo el estrés constante de una persona en continua alerta desarma su sistema inmunitario y la hace más propensa a sufrir todo tipo de enfermedades, pero no le cabía ninguna duda respecto de la relación entre la experiencia pasada y la salud del presente. Después, por motivos políticos y de prestigio profesional, Freud se retractó parcialmente de sus hallazgos. En todo caso, más tarde llegaron la medicina «científica» y la biología, con su desprecio hacia todo lo que no se pudiera explicar con la química, y enterraron todo este conocimiento. En la segunda mitad del siglo XX, aunque muchos psicoanalistas insistíamos en entender y explorar estas relaciones, la psiquiatría y la psicología oficial miraban para otro lado.

Por suerte para todos, en 1985 un médico llamado Vincent Felitti trabajaba en un programa de obesidad en el Departamento de Medicina Preventiva de la mutua Kaiser Permanente, en California. Felitti, que estudiaba casos de pacientes con obesidad que estaban en tratamiento para bajar de peso, se obsesionó con la situación de una paciente en concreto que no conseguía mantenerse estable: adelgazaba con rapidez y enseguida volvía a engordar, sin que pudieran saber por qué. Entrevistándose con ella, quiso saber a qué edad empezó a tener relaciones sexuales, pero tuvo un lapsus y, en lugar de su edad, le preguntó cuánto pesaba cuando eso ocurrió. «Dieciocho kilos —le respondió ella—, tenía cuatro años y mis primeras relaciones sexuales fueron con mi padre». Felitti quedó sobrecogido.

A partir de aquella respuesta, Felitti empezó a conectar esa historia de abuso con la dificultad de su paciente para perder peso. Eran los años ochenta en California y el patrón estético femenino era la delgadez, así que para su paciente la obesidad representaba una forma de romper ese patrón y volverse no deseable. El exceso de peso era algo que le estaba pasando, sí, pero fue la experiencia de abuso sexual en la infancia lo que le había ocurrido para desembocarla. Hasta que Felitti no empezó a indagar en su historia, la raíz de aquel trastorno permaneció oculta.

A partir de aquel caso, el equipo de Felitti y un grupo de pediatras decidieron ampliar la mirada para tratar de entender cómo las experiencias traumáticas en la infancia influyen en la salud adulta. Analizaron muestras de enfermos de distinta naturaleza, de obesidad a depresión, pasando por otras tan aparentemente lejanas como el infarto agudo de miocardio, y les preguntaron sobre su historia para registrar a qué se habían enfrentado de niños. De repente, la pregunta ya no era «¿qué te pasa?», sino «¿qué te ha pasado?». La novedad es que, por primera vez, eran médicos los que se interesaban por este enfoque y reconocían la relación directa que desde la psicoterapia llevábamos años defendiendo.

De aquellas investigaciones, el equipo de Felitti identificó diez experiencias adversas infantiles (conocidas como ACE, por sus siglas en inglés, o EAI, en español) que aparecían de forma recurrente en adultos enfermos. Como esperaban, el abuso sexual en la infancia era una de ellas, aunque el alcance se extendió a otras posibilidades que tenían que ver con la experiencia individual, pero también con el contexto relacional. La lista completa se lee así:

- Abuso físico.
- Abuso emocional.
- Abuso sexual.
- Negligencia física.
- Negligencia emocional.

- Ser testigos de violencia doméstica en el hogar.
- Padre o madre alcohólicos o drogodependientes.
- Tener familiares cercanos con problemas mentales.
- Tener algún familiar en la cárcel.
- Separación o divorcio de los padres.

Desde entonces, la lista de ACE se ha ido actualizando con pequeños ajustes históricos y locales. En nuestro país, por ejemplo, no es tan habitual como en Estados Unidos tener algún familiar en la cárcel —una de las pocas cosas en las que los norteamericanos van por delante en todo el mundo es en el número de presidiarios, y no en la educación o en la riqueza de sus habitantes— y hay otras situaciones que pueden resultar más comunes. No obstante, la esencia de la lista se mantiene. Si los hechos probados de la OMS determinan nuestro contexto social, las experiencias que hemos vivido de niños definen nuestro contexto biográfico. Aquí tomo prestado el título del último libro de Begoña Aznárez, mi mujer, para referirse a estas experiencias traumáticas: *Las heridas que no vemos*. De hecho, *trauma* en griego significa «herida», y da igual que sea en una tibia o en el aparato psíquico: necesita ser vista y curada. Las ACE configuran nuestra salud, aunque sean invisibles para el sistema médico.

Lo fundamental del trabajo iniciado por Felitti y continuado por muchos profesionales, entre ellos Begoña Aznárez y todos los que construimos la Sociedad Española de Medicina Psicosomática y Psicoterapia, es considerar que nuestra historia comienza cuando nuestros padres se conocen y no en el momento en que mostramos los primeros síntomas del malestar. Para cuando le decimos al médico que nos pasa algo, nos han pasado ya muchas cosas.

El cuerpo habla lo que la mente calla

Existen cientos de estudios médicos que demuestran una relación directa entre haber sufrido una o varias ACE y presentar enfermedades en la adultez. Cualquier persona que haga una rápida búsqueda en internet puede encontrar centenares de referencias en español y muchos miles más en inglés. Que no esté toda la comunidad médica hablando de esto no quiere decir que no sea un hecho, sino que forma parte de ese conocimiento ignorado que tan poco interesa a la industria farmacosanitaria. El efecto de las ACE está estudiado. No es opinable.

Cuando hablamos de todo lo que se pone en riesgo cuando un niño o una niña crece en un entorno hostil, rodeado de violencia, con unos padres que no aparecen o en un hogar donde solo hay gritos, estamos hablando de conexiones neuronales, de un hecho científico. En un estado de trauma relacional temprano, de falta de satisfacción de las necesidades, el cerebro coloca toda su energía en sobrevivir, no en desarrollar conexiones cerebrales. Por eso el tamaño del cerebro de un niño de tres años bien tratado es mayor que el de uno de la misma edad que vive en un ambiente de negligencia. Todos sabemos que, cuando estamos en paz, trabajamos mejor y conectamos mejor con lo que hacemos y con nuestro entorno. Lo mismo les pasa a nuestras neuronas. En una resonancia magnética funcional se puede ver el grado de conectividad de ambos cerebros y se diferencia perfectamente cuál está criándose con apego seguro, con espacio y energía para desarrollarse, y cuál está esforzándose por sobrevivir. Una neurología del maltrato completamente visible.

Muchas veces, cuando pensamos en el maltrato infantil, nos centramos en las palizas o en el abuso sexual y dejamos fuera la negligencia. Sin embargo, la falta de mirada es una forma de maltrato. Es algo que nadie quiere escuchar, pero con lo que nos encontramos en la mayoría de los casos en consulta. He tenido muchísimos pacientes que me dicen que a ellos sus padres no les pegaron o que nunca abusaron de ellos, pero que tampoco les dieron un beso, un abrazo o una caricia. Esto también es maltrato infantil, o «destrato», como lo llaman algunos profesionales en los últimos años. No mirar, no hablar, no abrazar, no escuchar, no tocar o, en definitiva, no estar entran dentro de las formas de maltrato. La negligencia física o emocional continuada es una experiencia listada dentro de las ACE. Los chiquitines requieren atención, tacto y cariño, y no dárselos es no satisfacer unas necesidades básicas en su crecimiento. Años después, cuando acuden a nuestra consulta porque tienen miedo, están ansiosos o tristes, o en muchos casos también cuando pasan por el hospital porque muestran malestar físico, lo que sucede es que su cuerpo está hablando de todo esto que les faltó cuando eran pequeños: la gestión de las necesidades.

En nuestra práctica clínica, nosotros escuchamos al paciente para conocer lo que le ocurre, pero, sobre todo, para comprender lo que le ha pasado. Necesitamos conocer si existe un trauma relacional temprano detrás del motivo de consulta, porque sabemos que el motivo de consulta nunca es el problema. Detrás de diagnósticos de ansiedad, depresión, psicosis, trastorno límite de la personalidad y cualquier otra entrada del DSM, hay una o varias experiencias traumáticas que nuestro paciente ha vivido durante su infancia. Lo sabía Freud, lo sabíamos los psicoterapeutas y ahora la comunidad médica solo puede fingir no saberlo. Por supuesto, toda esa documentación de cómo estas ACE afectan a la salud no se limita a las manifestaciones psíquicas porque, una vez más, salud solo hay una. En Estados Unidos, un estudio reciente desarrollado sobre individuos de doce estados diferentes determinó que las personas que habían pasado por varias ACE en su infancia tenían un riesgo notablemente mayor de sufrir todas las enfermedades crónicas, con la única excepción de la hipertensión. Es lo que llamamos un «cuadro psicógeno»: pacientes cuya enfermedad deriva de una situación de indefensión, angustia por una experiencia traumática. La cantidad de documentación publicada es abrumadora, pero forma parte, por desgracia, del conocimiento ignorado.

En términos médicos, esto se explica porque las ACE modulan el sistema inmunitario y lo hacen más sensible, ya que el estrés y la tensión asociados al trauma alteran el sistema hipotálamo-hipófisis-adrenal y descuadran el buen funcionamiento de todos los sistemas corporales. Si te caes por las escaleras o un idiota te atropella en un paso de cebra, tu fractura o tu rotura de ligamento no tendrá nada de psicógeno. Y, si tienes un problema cardiovascular derivado de una obesidad porque estás evitando adelgazar como medida inconsciente de protección porque de niño o niña abusaron de ti, esa enfermedad es, sin duda, una enfermedad psicógena. ¿Y una enfermedad infecciosa? Por mucho que ese virus pasase por allí y parezca que lo hayamos pillado casi por mala suerte, algunas enfermedades infecciosas en algunas personas también podrían entenderse como psicógenas. Al fin y al cabo, la infección puede haber sido posible debido a un sistema inmunitario debilitado desde hace años por una experiencia infantil traumática.

En un estudio clínico hecho por nosotros desde la Sociedad Española de Medicina Psicosomática y Psicoterapia, la relación entre experiencia traumática y fibromialgia resultó abrumadora. En una cifra de ochenta mujeres, un número alto para este tipo de estudios, todas reconocían haber tenido una experiencia traumática infantil, y con mucha frecuencia esta era el abuso sexual. Mujeres que podían llevar años yendo de consulta en consulta, escuchando «esto no es de lo mío» o «yo no te puedo ayudar», sin que nadie les preguntase qué les había pasado en sus primeros cinco o diez años de vida. Es otro elefante rosa de la medicina y la psicología, porque sabemos que hay muchas personas que han pasado por esto. Cada cierto tiempo se publican las cifras: aproximadamente un veinticinco por ciento de las mujeres y algo menos de un veinte por ciento de los hombres han sufrido abuso sexual infantil en España. Una de cada cuatro mujeres y uno de cada cinco hombres. Hay carteles del Ministerio de Sanidad sobre esto, informes de Save the Children, conferencias mundiales que sacan estos datos. Hablamos de que existe una pandemia cuando un problema afecta a más de un diecisiete por ciento de la población y a un mínimo de tres países; ¿qué es esto, si no, más que una auténtica pandemia en activo desde hace 70.000 años? Y, aun así, se sigue sin actuar sobre ello. Parece que no se puede limitar la actividad de los delincuentes, pero sí podríamos reducir el dolor de las víctimas, que es sobrecogedor. La ignorancia del fenómeno y su incapacidad para abordarlo supone, además, un impresionante gasto de recursos. ¿Cuánto cuesta mirar para otro lado? En España, 1.275 millones de euros anuales, según un informe de Educo de 2024.

Cualquiera se da cuenta de que haber sufrido abusos sexuales por parte de un vecino, un tío, un padre o un profesor de forma repetida durante la infancia hace daño, afecta a esa persona. No hay que saber de cortisol ni de eje hipotálamo-hipófisis-adrenal ni de psico-neuro-endocrino-inmunidad, basta con un poco de sentido común para entender que esa experiencia traumática marca una vida. Entonces ¿dónde está ese dato en las historias médicas?

La realidad es que esas experiencias desaparecen por completo de los registros clínicos, porque no se pregunta por ellas. Muchos médicos hacen sus diagnósticos partiendo de un falso «de repente»: «Yo estaba bien y de repente no». Pero en la vida no existen los «de repente», más allá de los accidentes. No son la verdad. La verdad es que esa experiencia traumática nos coloca en una situación de estrés crónico e indefensión sobre la que nadie pregunta, nadie se interesa por eso que ha marcado tu vida. A los médicos nos enseñan a seccionar la vida, a preguntar al paciente solo por lo que le pasa en este órgano y en este momento, a pesar de que tenemos acceso, entre mucha otra información, a esos porcentajes tan sobrecogedores de abuso sexual infantil. Y ese veinte y veinticinco por ciento de antes se refieren a la población general, que ni siquiera es con la que trabajamos nosotros. En la población clínica, la que viene a consulta, el número puede subir hasta el cincuenta, el sesenta o el setenta por ciento. Está claro que esa experiencia está afectando a las personas que la han vivido, pero nos lo tienen que decir su cuerpo y su mente, porque nadie se ha molestado en completar sus historias.

Los genes también tienen historia

Durante mucho tiempo se ha creído que somos como somos por culpa de los genes. Que la genética que heredamos define todo lo que nos pasará en la vida, incluido si acabaremos en la consulta de un psiquiatra por depresión grave o medicados de por vida para tratar una esquizofrenia. Esa famosa ciencia que estaba por encima de todos los conocimientos ignorados impedía a la medicina pensar otra cosa, pero, por suerte, por fin estamos conectando con esa otra voz integradora que venía siendo callada. Hoy, esa fe en el determinismo biológico, que una vez más vuelve a olvidarse de la pata psicológica y la pata social de la salud, ya está más que desmontada. En ello, Jean-Paul Sartre aportó su granito de arena al decir: «Somos lo que hacemos con lo que hicieron de nosotros».

Cuando Vincent Felitti y su equipo comenzaron a realizar estudios observacionales en la California de los años ochenta y vieron la relación estadística entre las experiencias infantiles adversas y todo tipo de enfermedades, lo que estaban haciendo era poner datos y pruebas tangibles al poder de la epigenética: la ciencia que estudia el desarrollo de las posibilidades genéticas. En otras palabras: por qué no todo lo que está escrito en los genes se muestra y por qué en algunas personas se activa y en otras no. «Epigenética», de hecho, viene del griego y significa «por encima de la genética». ¿Y qué considera que está por encima de los genes? El ambiente, el contexto. La vida.

En esencia, lo que la epigenética ha demostrado es que, aunque hay genes dominantes, en los que no puedes influir hagas lo que hagas —como un bebé que tendrá el pelo rizado si ambos padres lo tienen o cuya piel será blanca si la de sus progenitores es así—, la inmensa mayoría de los genes no poseen ese poder. Existen, sí, pero es un factor externo el que los enciende o apaga. La genética explica una posibilidad: es posible que esta persona presente un trastorno bipolar porque tiene un gen de vulnerabilidad, seguramente porque uno de sus padres también lo presenta. La epigenética inclina esa posibilidad hacia un lado o hacia otro dependiendo de factores vitales que van desde la dieta, el estrés, la falta de sueño o, por supuesto, haber pasado por una o varias experiencias infantiles adversas. Por lo tanto, sí, puedes tener un gen de vulnerabilidad para presentar un trastorno bipolar, pero que se desarrolle o no no está escrito en los genes. Está escrito en tu historia.

Bajo esta idea, la genética ha dejado de ser un asunto de certezas y se ha convertido en un asunto de posibilidades. Que el gen esté no es una sentencia. También es posible que tengas el gen de la creatividad, como Paul McCartney o Vincent van Gogh, pero que jamás crees el arte que ellos crearon. La historia de Bach es igualmente un buen ejemplo: fijo que tenía ese gen artístico, pero, además, su padre era profesor de música y él ensayaba veinte horas diarias. «Que la inspiración te pille trabajando», como decía Picasso, que perfectamente podría parafrasearse así: «Que la epigenética te pille ensayando». Lo mismo que sucede con la creatividad ocurre cuando hablamos de enfermedades: el gen te da permiso para la esquizofrenia, por ejemplo, pero tú tienes que ensayarla. Debes nacer en un espacio en el que se den las posibilidades para que esa esquizofrenia se manifieste, y un espacio claro en el que eso puede pasar son las ACE. Si tus dos padres la padecen, es muy probable que te hayan traspasado el gen, pero también estamos entrando en una experiencia infantil adversa. Va a ser difícil que esos padres puedan asegurar todo lo que requiere el apego seguro: la constancia, la mirada, la calma, la paz, la rutina, el orden… Todo lo que necesita el bebé se pone en riesgo. Entonces, si se acaba desarrollando esa esquizofrenia, ¿eso es genético o es aprendido? Lo que pensamos ahora es que, como mucho, es compartido. Claro que puede haber una predisposición genética a sufrir una esquizofrenia, un trastorno bipolar o una depresión mayor, pero, si no hay unas condiciones de experiencias adversas infantiles, el gen no se enciende y la enfermedad no se manifiesta. Mientras la medicina y la psiquiatría biológica sigan mirando solo los genes y la química, nunca van a poder comprender a las personas que están sufriendo y mucho menos ayudarlas. Porque, como escribió Johann Hari en su libro *Conexiones perdidas*, «la depresión no está en tu cabeza, está en tu vida». Cambia «depresión» por cualquier otro trastorno mental y la frase funcionará igual de bien.

Si sientes que tu historia cuenta, podrás contar tu historia

Hasta que una persona no comprende que lo que le ha pasado es importante, no se da el permiso de contarlo. En realidad, esta es una frase con trampa, porque, como digo siempre, ese conocimiento está dentro de nosotros, aunque sea de forma inconsciente como algo sabido impensado, y es el sistema el que lo bloquea al vetar el «qué te ha pasado» de las consultas y al ignorar el contexto en favor del síntoma. Por ese motivo, como psicoterapeutas es fundamental que ayudemos al paciente a narrarse a sí mismo.

Es literalmente imposible contar la historia de nuestra vida por completo. Una historia de vida de una persona de treinta años necesitaría otros treinta años para contarse sin dejar nada, y en ese proceso habría pasado más tiempo, que también tendría que ser narrado después. Cuando intentamos encarar la historia de nuestra vida, siempre sintetizamos, y ahí radica la diferencia entre lo que le contamos a un amigo o un cuñado y lo que sale a la luz al hablar con un profesional. Mi paciente no tiene veinte años para contarme sus primeros veinte años de vida, pero yo sí tengo herramientas que he aprendido en el estudio y en la experiencia para poder explorar de la forma más eficiente esa historia de vida y así poder llegar a la narración de esos acontecimientos, positivos y negativos, que hayan podido influir en su estado actual.

Desde el punto de vista clínico, nuestra técnica exploratoria es la línea de vida. Tomamos un folio, anotamos en el lado izquierdo el número cero y en el extremo derecho la edad del paciente, y formamos una línea. Sobre ella vamos marcando los acontecimientos que hayan podido ser más significativos y anotamos también el comienzo de la sintomatología que lo ha traído a consulta. Podemos ir desde la enfermedad hacia atrás o desde el nacimiento hasta la enfermedad: ¿cuándo surgieron los síntomas? ¿Qué estaba ocurriendo en el momento en qué aparecieron? ¿Cómo fue tu nacimiento? ¿Y el embarazo de tu madre? ¿Qué sabes de tus primeros años de vida? Es una manera muy gráfica y útil de ir recogiendo información clave y asociando hitos y acontecimientos bajo una coincidencia temporal.

La construcción de la línea de vida siempre tiene que ser una actividad dirigida por nosotros, no es algo que podamos mandar de deberes para casa. Cuando estoy en consulta con un paciente construyendo una línea de vida, lo más importante para mí es también ver su cara: identificar cómo asocia lo que le está ocurriendo con lo que le sucedió a su padre a su edad o cómo se da cuenta de que a todas las mujeres de su familia les pasó algo similar. Todas las líneas de vida que hacemos en la clínica se completan con un genograma para que podamos incluirlas en el sistema familiar y comprender qué obligaciones o mandatos se han transmitido a través de él. No es lo mismo nacer y crecer en una familia profundamente religiosa que en una atea, en una que tuvo que mudarse durante el embarazo del paciente porque al padre lo echaron del trabajo que en una que siempre ha tenido dinero pero ninguna vinculación emocional entre sus miembros. Cuando preguntas, te das cuenta de que salen muchos detalles importantes: «He escuchado que mi embarazo fue muy complicado para mi madre porque falleció su madre, mi abuela, una semana después de enterarse de que iba a tener un hijo», «a mí me pusieron el nombre de mi hermana mayor, que murió antes de que yo naciera»… Esa es la historia que nosotros exploramos y que, sin duda, tiene repercusiones en la salud de la persona que nos la cuenta. ¿Cómo no va a ser importante cargar desde el nacimiento con las expectativas familiares asociadas al nombre de esa primera hija que falleció con solo tres años? ¿O nacer y ser bebé en un entorno de profunda inestabilidad económica, con unos padres que han tenido que dejar la que era su casa porque no la podían pagar?

Para nosotros, la historia de vida es la forma de entender toda una serie de determinantes que en nuestro sistema sanitario actual quedan fuera de la historia clínica de los pacientes, y es también una manera de romper el silencio postraumático tras el que se esconden muchísimas ACE. Como escribió un día una de mis alumnas, Lucía, solo «si sientes que tu historia cuenta, podrás contar tu historia». Por fútil que parezca para muchos, sin contar lo que nos hizo daño no se puede legitimar el malestar, y sin legitimar el sufrimiento jamás llegaremos a ponerle remedio. Eso sí, en todo este proceso no hay necesidad de atribuirle ninguna etiqueta psiquiátrica a ese sufrimiento.

Capítulo 9

La persona, en el centro

«¿Hemos estado pensando erróneamente en el TDAH?». Hace unas semanas, mientras escribía estas páginas, me encontré con un artículo en *The New York Times* que se hacía la misma pregunta que nos planteamos hace años en psicoterapia. ¿Qué estamos haciendo mal al tratar el TDAH y otras manifestaciones psíquicas del malestar? ¿Por qué los diagnósticos no paran de crecer? ¿Dónde estamos fallando? El artículo, basado en ensayos clínicos y datos descritos por profesionales, y que a su vez enlazaba con varias referencias médicas y citaba a investigadores que llevan décadas en el campo, presentaba una posibilidad que para nosotros es elemental: la comunidad médica no está siendo capaz de ayudar a las personas porque está tratando como diagnósticos finales lo que no son más que señales de alarma de otro problema. Como digo muchas veces, el motivo de consulta nunca es *el* problema, sino solo *un* problema. Nadie discute que las familias con un niño con eso que llamamos TDAH están sufriendo. Claro que ese sufrimiento existe y claro que nuestra obligación es ponerle remedio, en la medida de lo posible. Pero ese TDAH no puede seguir usándose como diagnóstico para luego medicar a los niños de la forma en que lo estamos haciendo, porque un diagnóstico psiquiátrico no es una enfermedad.

Las rarezas infantiles, las rabietas, el malestar, las travesuras y la desatención de los chiquitines, que seguramente sean desatentos porque es imposible mantener la atención en este sistema educativo, son señales de alarma de algo más grave. Son reacciones adaptativas al sufrimiento, iguales que la tos o la fiebre. Ningún médico trata la fiebre como una enfermedad, sino que busca qué es lo que la está provocando. A ningún doctor se le ocurre diagnosticar un trastorno por tos, sino que explora a su paciente hasta dar con aquello que la está causando. ¿Por qué entonces nos conformamos con diagnosticar señales tan claras como el TDAH, como la tristeza, como comer en exceso o no hacerlo en absoluto, en lugar de indagar en aquello que las provoca? ¿Por qué se insiste en convertir en enfermedades mentales casi cualquier motivo de consulta? Muchos comportamientos calificados como enfermedades son simplemente reacciones normales a un entorno anormal, a un contexto que ha generado una herida grave que tiene el defecto de no ser visible, pero que no por eso es menos dolorosa. Una herida producida por un ataque a la dignidad de esas personas que sufren. Deberíamos revisar este sistema sanitario que nos hace profesionales de la enfermedad y no de la salud, y que enseña a los estudiantes que lo que menos importa de una enfermedad es la persona que la está sufriendo. Por eso, si de verdad queremos un cambio, toca liberarse de esas enseñanzas fragmentarias. Toca volver a colocar a la persona en el centro.

Víctimas o supervivientes

El ser humano se puede adaptar a los cambios; lo sabemos porque llevamos millones de años haciéndolo. Lo que yo mantengo y mantiene todo evolucionista es que hacemos adaptaciones, pero estas llegan con un precio: priman a los individuos más fuertes y en cada cambio evolutivo dejan en la cuneta a los más débiles. La corriente mayoritaria de la psiquiatría ha trasladado esta visión a su campo estableciendo una conclusión durísima: los trastornados son los más débiles, el eslabón que falla en la cadena. Ellos son el precio que nos toca pagar. Yo no estoy de acuerdo, porque, como decía el pensador indio Krishnamurti, «estar bien adaptado a una sociedad profundamente enferma no es un signo de salud».

Mientras que esta psiquiatría *mainstream* insistirá en que el trastornado lo es por algún tipo de déficit en la química cerebral, la psiquiatría en la que me incluyo, la psiquiatría crítica o pospsiquiatría, plantea dar una vuelta a nuestra forma de mirar. En un momento concreto de su vida, una persona con un brote esquizofrénico siente que ese cuadro alucinatorio es lo mejor que puede hacer para sobrevivir a la situación que está viviendo. Su síntoma es una defensa, un intento de adaptación a un sistema alterado que lo ha llevado al límite. A través de lo que diagnosticamos como trastornos, esa persona se está intentando defender de aquello que le hace daño. De hecho, una de las teorías de esto que llamamos la «psiquiatría de la defensa», en oposición a la psiquiatría del déficit, es la del paciente designado, que me parece particularmente atractiva. Lo que defendemos en ella es que, si en algunas familias siempre hay un drogadicto o un esquizofrénico, por poner dos ejemplos, es porque ellos son el emergente de toda la angustia, el malestar y el conflicto familiar o social. No son el miembro más débil, sino el más fuerte, porque son capaces de levantar la bandera de ayuda y protestar, a través de sus síntomas, por una situación dañina. Lo que está roto no es su cerebro, sino su contexto, que es el de todos. Según esta forma de mirar que yo defiendo, la anorexia, el no dormir, la adicción o la psicosis no son el problema, sino la solución que un individuo encuentra para intentar adaptarse.

En mi consulta, es muy frecuente que me encuentre con pacientes que son incapaces de contarme nada de sus primeros ocho o diez años de vida. Para mí hay pocas señales de alarma más claras: en condiciones normales, todos tenemos recuerdos de nuestra infancia, así que, si no te acuerdas de nada, es que algo pasó. Lo que les ocurre a estas personas es que su cerebro está bloqueando ciertas escenas a través de lo que en psiquiatría llamamos «disociación», un mecanismo por el que el aparato psíquico intenta separar lo más doloroso de la vida y bloquear su acceso. Pues bien, resulta que el trastorno disociativo está incluido en el DSM como diagnóstico, a pesar de que solo hace falta un poquito de sentido común para entender que nunca nunca es *el* problema, sino un mecanismo adaptativo de defensa que trata de protegernos de la memoria de una experiencia traumática. No obstante, en términos neurobiológicos, es imposible borrar un recuerdo. Las personas que tienen un trastorno disociativo viven en un continuo «como si»: como si lo que les sucedió no hubiera pasado, pero habiendo sucedido. Ese recuerdo bloqueado sigue estando en sus cerebros y mandando señales que tratan de ignorarse, y en esa contradicción neurológica entre lo que ha ocurrido y lo que se silencia aparece el malestar. ¿De qué sirve diagnosticar un trastorno disociativo y considerar a esa persona una enferma psiquiátrica sin hacer el esfuerzo de entender a qué ha sobrevivido?

Lo peor es que el trastorno disociativo es solo un ejemplo, quizá el más claro, de lo erróneo que es el enfoque de la psiquiatría mayoritaria, que continúa mirando a la enfermedad antes que a la persona. El cambio de la psiquiatría del déficit a la psiquiatría de la defensa es un primer paso para revertir esta forma de hacer medicina sin alma, pero no es el único.

Doctor, ¿me está escuchando?

En España, un médico de atención primaria interrumpe al paciente, de media, a los diecinueve segundos de conversación. «Buenos días, mire, me pasa esto...». En el segundo diecinueve, el médico ya le corta para hacerle alguna pregunta. No importa que sea un profesional con muy buena voluntad, muchísima empatía y aún más conocimiento, porque también es un profesional que tiene seis minutos para atender a cada paciente. Ese es el nivel de presión que tenemos habitualmente en la atención pública en España.

Cuando una persona necesita ir a su centro de salud porque siente angustia, primero tiene que esperar a que le den una cita que cada vez tarda más. Una vez que llega el día, se encuentra con un profesional que casi siempre le atiende con retraso, sin apenas mirar a los ojos, tecleando en el ordenador mientras él o ella le cuenta lo que le pasa —al menos hasta que es interrumpido—. Si el asunto es medianamente manejable, el médico de familia receta un antidepresivo y un ansiolítico; si es un poco más complicado, lo deriva a salud mental, y entonces el paciente llama y le dan cita, como pronto, después de seis meses. Esa persona, que es un ser humano sufriente, se va de la consulta con una cita programada para medio año más tarde y la sensación de que ni siquiera ha podido explicarse en la que acaba de tener. El médico la ha visto, pero nadie la ha mirado. Ha intentado hablar, pero nadie la ha escuchado. ¿Qué va a hacer esa persona en esos seis meses? Pues aguantarse, como pueda, y seguramente acudir allá donde crea que puede encontrar respuestas o consuelo. Nuestro sistema sanitario está fracasando en esa primera atención, y el ser humano sigue necesitando buscar ayuda. Si antes lo hacía en el opio o en el alcohol, ahora se vuelca en Google, en ChatGPT y en los trescientos mil posts y *reels* de redes sociales que en menos de un minuto te dicen qué te pasa y te dan cinco soluciones rápidas para tus problemas.

Desde hace un tiempo, existe una iniciativa entre algunos médicos para romper esta dinámica de atención. La llaman el «minuto de oro» y consiste en dejar hablar al paciente al menos durante un minuto entero cuando entra en consulta. Es algo de tal aparente sentido común que puede llegar a sonar hasta absurdo y, sin embargo, se considera —y yo también la considero— una iniciativa valiosa que mejoraría enormemente la comunicación entre médicos y pacientes. Una vez más, este es el nivel de nuestra atención médica actual. Por supuesto, la solución sería más fácil si cada médico tuviera una hora para escuchar a cada paciente, un planteamiento que obligaría a una reconstrucción entera, y no precisamente sencilla, de nuestro sistema sanitario. No obstante, que no sea fácil no quiere decir que no sea posible, y no empezaremos a imaginarla si no pasamos primero por enunciar el problema al que nos enfrentamos.

Yo tengo la suerte, una suerte que también me he ido construyendo, de trabajar en un centro privado en el que hago las cosas como yo quiero hacerlas. Jamás he tenido un problema para comunicarme con mis pacientes, ni siquiera con ese paciente que llega después de meses mirando redes sociales y casi contándome él a mí su propio diagnóstico. Para mí, la respuesta es muy sencilla: «Bueno, vamos a estudiarlo, hagamos un proceso de evaluación y veamos. Ya sé que lo has mirado en internet y seguramente lo que te ocurre sea eso, pero la pregunta no es "qué te pasa", es "qué te ha pasado" para que estés hoy aquí». Cuando se lo explicas así, mirándole a la cara, sin teclear a la vez en un ordenador, cuando le recibes a su hora y no cuarenta minutos tarde, cuando le escuchas narrar lo que necesita decir sin interrumpir, cuando ofreces un vaso de agua al entrar, esa persona se abre, se derrite. Como lo hacemos cualquiera de nosotros cuando el otro nos trata bien. Es el segundo axioma de la teoría de la comunicación: la cuestión nunca es lo que dices, sino cómo se dice. Los mensajes humanos tienen siempre dos niveles: el de contenido y el de relación, y en general lo que nos disgusta o nos enfada tiene que ver con el segundo y no con el primero. Con el contenido puedes estar o no de acuerdo, pero lo que muchas veces no toleramos es cómo nos lo comunican, cómo el otro define una relación asimétrica al ser cortante, brusco o borde, al transmitir aburrimiento, desidia o desinterés. Es una parte de la comunicación que en la atención al paciente no se cuida como debería hacerse, por falta de interés o por falta de medios, a pesar de que resulta clave para avanzar.

Llevo toda mi vida profesional escuchando a pacientes confesar que siempre han sospechado lo que les pasaba, pero nadie les ha preguntado. «Yo sabía que esto tenía importancia, pero mis médicos no lo miraban», «siempre me han dicho que esto no era de lo suyo», «yo le decía al médico: "¿Y esto no podrá ser porque…?" y no me dejaba acabar»… Sobran los relatos de este tipo. Ser escuchado y poder contar tu historia se ha convertido en un clamor, una necesidad, hasta tal punto de que, a corto plazo, no preguntar al paciente sobre un trauma y no tener en cuenta su experiencia traumática se va a considerar una negligencia profesional. En España, nosotros hemos intervenido claramente en este objetivo, porque es algo que llevamos defendiendo durante años desde la Sociedad Española de Medicina Psicosomática y Psicoterapia, y demostrando a través de investigaciones propias como nuestro estudio sobre la relación entre fibromialgia y experiencia traumática en la infancia. Sea fibromialgia, esquizofrenia o depresión, la evidencia científica demuestra una y otra vez que en esa experiencia traumática silenciada podemos encontrar la explicación de la patología actual. Al terminar la evaluación de nuestro paciente, deberíamos tener respuesta a la pregunta fundamental de la psicopatología: ¿cómo hemos llegado hasta aquí?

La experiencia y la investigación demuestran que, si se les brinda la oportunidad, una mayoría altamente significativa de los pacientes, en cualquier ámbito y con cualquier motivo de consulta, son capaces de referir una experiencia traumática de gran contenido emocional. La prevalencia estimada de trauma psíquico entre las personas que acceden a los servicios de salud mental se sitúa aproximadamente entre el setenta y el noventa por ciento. La investigación sugiere que la violencia interpersonal debería ser un foco principal cuando los profesionales de la salud mental evalúan a los pacientes, formulan las causas de sus dificultades y hacen planes de tratamiento.

No preguntar y no explorar estas experiencias traumáticas es ignorar el origen de la patología, y es, además, un ejemplo de retraumatización, al obligar al paciente a guardar silencio impidiendo que cuente su experiencia o desestimándola cuando sí lo hace y los profesionales le decimos que no tiene importancia, que lo supere, que pase página… Como si pudiera.

La evidencia es tan abrumadora que se está planteando en todo el mundo que la práctica clínica esté guiada por el *Trauma Informed Approach* (atención informada sobre trauma), que se convertirá en una exigencia profesional, algo que no podamos saltarnos. Es toda una revolución en el enfoque a la atención al paciente, aunque en esencia es puro sentido común: escuchar a la persona sufriente que tenemos delante y entender qué le ha pasado anteriormente para poder poner freno a lo que sea que le suceda ahora.

Hablar el idioma del paciente es hablar el idioma del cuerpo

Estamos tan acostumbrados a que los médicos nos despachen en unos pocos minutos que, como pacientes, cambiamos la forma en la que nos explicamos para adaptarnos al profesional que tenemos delante. Las personas, todos, tú y yo también, aprendemos desde chiquillos a hablar en función de lo que quiere escuchar quien tenemos delante. En ningún sitio se ilustra mejor que en una consulta médica. Desde que estás en la sala de espera, ya estás pensando en qué le vas a explicar al doctor, en cómo sintetizar lo que te pasa. Al médico que va a atenderte no le vas a contar tu vida, ni cómo te sientes, porque sabes que lo único que quiere escuchar son síntomas: si no puedes dormir, si te duele algo, si no consigues comer… Lo he visto cientos de veces tanto en hospitales públicos como en la clínica privada: doctores que a la mínima salen con un «oiga, a mí no me cuente su vida» y personas que asumen que ese es el tipo de interlocutor que tienen delante. La comunicación nunca funciona sin un interlocutor receptivo al otro lado.

De hecho, en demasiados casos, lo que hacemos los profesionales cuando el paciente habla es interpretación simultánea: escuchamos a la persona que tenemos delante decir que no puede con su alma y lo traducimos como fatiga o cansancio; escuchamos que la vida le supera y lo traducimos como astenia o anhedonia. Traducimos todo a síntomas para agruparlos y obtener un diagnóstico. Si escuchásemos al paciente de verdad, obtendríamos mucha más información, pero en esa traducción a terminología médica perdemos todos los detalles que está compartiendo con nosotros y que en muchos casos se expresan en terminología corporal: «Esto me da náuseas», «esto no lo trago», «tengo las emociones a flor de piel», «aquello me ahoga»… De forma natural, los seres humanos hablamos en términos emocionales, usamos el idioma del cuerpo, pero, al medicalizar la vida, estamos también medicalizando el vocabulario y perdiendo formas de compartir cómo nos sentimos.

Cuando tenemos enfrente a un profesional que solo habla el idioma de los síntomas, explicar lo que nos pasa se vuelve cada vez más difícil. Si las personas más capaces de contar su vida y expresar cómo se sienten se ven cortadas por un médico que no las deja continuar, las que tienen más dificultades para expresarse ni siquiera llegan a tener la oportunidad de aprender a hacerlo. Y así estamos los seres humanos, enfermos por falta de interlocutor y de vocabulario. La cultura en la que vivimos —la específicamente médica, con su obsesión por nombrar síntomas, pero también la cultural o la social— define cuál es el lenguaje que utilizamos, qué se puede decir y que no, y esa acotación cada vez más cerrada nos está dejando sin palabras para expresar las emociones y los afectos. Es lo que en términos médicos llamamos «alexitimia», la falta de capacidad para identificar y expresar las emociones, y tiene mucho que ver con lo ritual: una persona no sabrá hablar de miedo, rabia o tristeza si desde que era niño o niña no le permitimos expresarlas, no le enseñamos a reconocerlas y tampoco le damos herramientas para nombrarlas. Si, además, cuando llega a la consulta de psiquiatría solo le pedimos síntomas, eliminamos cualquier posibilidad de que salga de esa rueda. Lo he escuchado miles de veces en consulta: personas que son conscientes de que están sufriendo, pero que repiten que no saben cómo expresarlo. Llevan toda la vida viendo a la medicina apartar el foco de la persona, de su lenguaje y de su forma natural de explicarse, y poniendo en el centro como único valor la terminología de los síntomas.

En psicoterapia, al menos en la que nosotros llevamos a cabo, nos encontramos muy a menudo con personas que vienen a consulta con ese bloqueo a la hora de expresar sus emociones. En general hay un sesgo de género, y es más acusado en los hombres, que aprendimos desde pequeños que había toda una gama de sentimientos que no se nos permitía mostrar. En el momento en que alguna emoción se hace bola, no saben cómo responder y, cuanto más les preguntan sobre ello —sus parejas, sus familias, sus amigos—, más se acumulan la frustración y los nervios, hasta que sus relaciones se acaban rompiendo o deteriorando. El primer escalón de trabajo con estas personas es trabajar sobre la alexitimia y desarrollar competencias de inteligencia emocional para que puedan aprender a reconocer qué les está ocurriendo y ponerle palabras. Lo primero que escucha esa persona que viene a vernos es que vamos a hablar de emociones y a ponerlas en relación con acontecimientos concretos de su vida. Solo así podrá comprender qué le ocurre.

Cuando no medicalizas una emoción, todo el mundo es capaz de entenderla. El motivo de consulta más frecuente ahora mismo es la ansiedad, que es también uno de los ejemplos más claros de este concepto. Por muy popular y común que se haya vuelto, el concepto de «ansiedad» es un término médico, un síntoma. Una palabra que no es nada útil en consulta, porque no es otra cosa que una manifestación del miedo. Así que, desde las primeras sesiones, le digo a la persona que tengo enfrente que vamos a hacer un juego: esa palabra no se podrá pronunciar en nuestras sesiones y la cambiaremos por «miedo» para hablar, así, de una emoción. El cambio siempre tiene efectos mágicos. Aunque el paciente no sepa de dónde viene la ansiedad, sí sabe a qué tiene miedo, o como mínimo este saber forma parte todavía de ese sabido impensado que siente pero no es capaz de expresar porque nadie le ha preguntado. Sin embargo, al sustituir «ansiedad» por «miedo», pasamos de preguntar: «¿A qué tienes ansiedad?», que no tiene demasiado sentido, a preguntar: «¿A qué tienes miedo?». De repente, ese «suelo estar peor cuando llegan las cinco de la tarde» sirve para buscar qué pasa a partir de esa hora, qué intentamos evitar o qué nos asusta. Podemos ver en qué situaciones esa persona tiene eso que antes llamábamos «ansiedad» y ahora llamamos «miedo», y acabaremos por descubrir qué es lo que le produce temor o, en otras palabras, de qué la está intentando proteger su ansiedad. Cambiamos la teoría del déficit por la teoría de la defensa y movemos el foco del síntoma a la emoción para llegar a la raíz del problema.

Lo que no decimos no se muere, lo que no decimos nos mata

¿Por qué es tan importante volver a colocar en el centro las emociones? Porque la especie humana, lo quiera o no, está atravesada por ellas. La civilización de la que tan orgullosos estamos no es más que un conjunto de represiones, y no lo digo como un insulto, sino como un hecho: para que podamos vivir en comunidad, tenemos que limitar de forma continua muchas funciones puramente animales originadas en el cerebro de reptil y no en el neocórtex. Todos hemos sentido en algún momento que seríamos capaces de agredir a alguien que nos ha puesto de los nervios; que tú o que yo hayamos sentido en determinado instante que le daríamos un bofetón a alguien —siendo amables— es absolutamente normal, natural, animal y sano. El problema llega cuando lo reprimimos hasta el punto de no reconocerlo, porque, como decimos en psicoterapia, reconocer el deseo es terapéutico y la mejor manera de no actuarlo de forma reactiva. Vivir en sociedad nos obliga a reprimir la conducta, para eso tenemos, por ejemplo, un Código Penal encargado de castigarla, un Código de la Circulación, un Código Civil... No hay nada que modifique mejor la conducta que el *Boletín Oficial del Estado*. Pero eso no implica que podamos suprimir la emoción, que sigue dando vueltas por nuestro cerebro límbico diciendo: «Lo mataría, lo mataría, es que lo mataría...». Si no nos permitimos ni siquiera eso, si nuestra corteza va diciéndonos que no podemos pensarlo, se desata una lucha interna que, como siempre, deja víctimas.

Si la estrategia de cambiar «ansiedad» por «miedo» funciona tan bien, es precisamente porque permite a la persona conectar con esa emoción que ha intentado ocultar, pero que no puede dejar de sentir. Sucede lo mismo cuando cambiamos «depresión» por «tristeza» o por «rabia», porque un deprimido siempre está en el eje entre esas dos emociones. Uno de los síntomas de la depresión es lo que los médicos llamamos «estado de ánimo disfórico», y la disforia es la forma que tenemos los psiquiatras de nombrar lo que en castellano común definiríamos como «cabreo». Si le pregunto a mi paciente deprimido por qué está disfórico, no entenderá nada, pero, si le pregunto por qué está enfadado, lo ayudo a conectar con esa rabia reprimida que no desaparece porque no puede ser expresada. De hecho, la tristeza es el manto con el que la cultura contemporánea cubre la rabia, una emoción que no tiene cabida en nuestra sociedad, a pesar de ser básica y necesaria. ¿Qué hacemos entonces? ¿Cómo la manifestamos? A través de la enfermedad.

He tenido pacientes que se han tirado sesenta años pensando que matarían a su padre y extendiendo esa emoción a diferentes representaciones de autoridad, incluso mucho tiempo después de que su padre hubiera fallecido. Han tenido broncas con sus profesores en el colegio, con sus jefes en la oficina, con el presidente de la comunidad de propietarios, con los políticos que ven en televisión… No saben que están enfadados con su padre —siempre entre comillas, porque siempre sabemos, al menos desde ese estado de sabido impensado—, y aquí entra la psicoterapia para permitirles hacer la conexión y comprender la importancia de esas primeras conexiones infantiles que los colocaron en una relación de miedo, de desconfianza o de alerta permanente. Cuando se permiten reconocer la emoción y saberlo de verdad, el resto del proceso es mucho más rápido. «Pero ¿cómo un hijo puede decir que mataría a su padre o a su madre?», me preguntan a menudo en consulta. Pues así, diciéndolo. Haciendo el ejercicio de poner palabras al sentimiento para legitimar el deseo y la emoción. Duele, por supuesto, porque tienen que hablar de sus padres y volver a esas experiencias traumáticas de la infancia, pero ya pueden entender qué les ocurre y verbalizar lo que se estaba quedando dentro. Lo que no decimos no se muere, lo que no decimos nos mata. Eso me lo han enseñado mis pacientes. No podemos ignorar que la psicoterapia duele, tiene que ser emocionante por definición. Si no, si solo buscas pautas o consejos, habla con tu cuñada o compra un libro de autoayuda.

Por eso es tan importante para la Salud, con mayúscula, hablar y compartir, y por eso están aumentando todas las enfermedades crónicas, porque nuestra civilización actual limita la conversación, el vocabulario, el interés en el otro. La doctora Belén González, comisionada de Salud Mental en el Ministerio de Sanidad, lo expresa muy bien: «Los problemas de salud mental no son crónicos, los hace crónicos el sistema de salud mental al no ofrecer espacios de palabras a las personas».

Vivimos en una epidemia de soledad compartida: más aislados que nunca en la supuesta era de la conexión y de las redes sociales, más desconectados del otro aunque lo tengamos al lado. La soledad tiene mucho que ver con no poder hablar, no compartir vocabulario, justo lo que nos está pasando. Algo a lo que podemos ponerle freno recuperando la voluntad de escuchar y de compartir, y también reconociendo que, como especie humana, necesitamos ser cuidados, un cuidado que siempre pasa por la mirada, el tacto, el sonido de la voz del otro, dentro del sistema sanitario y de nuestro sistema de valores.

Habla, habla, habla.

Capítulo 10

El factor T: no cura la psicoterapia, curan los psicoterapeutas

Cada uno de nosotros se ha construido en la relación. En la mirada del otro, en la atención de unos padres, en el afecto o en el desapego de esos primeros años de infancia. Por eso, lo que se rompe en la relación ha de arreglarse también en ella. Para esto sirve la relación terapéutica, capaz de reparar lo que se rompió o lo que ni siquiera se llegó a crear en aquella primera relación fundamental con las figuras de apego, cuando todavía estábamos llenando las páginas de nuestro libro de códigos. Una de mis formas favoritas de describir la psicoterapia es la que utilizó el médico y psicoanalista Franz Alexander el siglo pasado, una frase que no ha perdido un ápice de actualidad: «La psicoterapia es una experiencia emocional correctora».

Lo es, ante todo, porque la persona que viene a nuestra consulta es una persona herida. No un trastornado ni un loco, sino alguien que acarrea desde hace años un vínculo roto provocado por una experiencia de maltrato o de destrato: la negligencia, la indiferencia, la violencia, el abandono… Desde entonces, construyó vínculos familiares que no funcionaban y se encuentra con que tampoco funcionan el resto de los hilos que teje con su entorno. Para corregir esos vínculos, que es otra forma de decir «para sanarlos», debe romper ciertos patrones y crear otros nuevos. Desconectar para reconectar. Lo que fue útil y adaptativo en unos años de su vida ya no lo es más, ni le está haciendo bien, pero, antes de modificarlo, debe identificarlo y comprenderlo. Ahí es donde entramos nosotros.

Escuchar, comprender, vincular

El proceso terapéutico es siempre un proceso reparador cuyo objetivo, o al menos uno de sus objetivos, es que el paciente reconozca la fragilidad de su historia vincular y aprenda a repararla con sus personas cercanas. No se trata solo de curar un vínculo primigenio, sino de que con él se vayan reparando todos los demás, ya sean con una pareja, hijos, padres, amigos… La mayoría de nuestros pacientes no saben que en su infancia se conectaron de una determinada forma; para ellos, su forma de relacionarse con el mundo es la normal, la suya. De hecho, estadísticamente el estilo de apego inseguro es normal, porque está presente en casi la mitad de la población. Eso no quita que sea un factor de riesgo, que implica una menor capacidad para entender la realidad cotidiana y responder adecuadamente, en lugar de reaccionar. Y algo ha pasado, por eso vienen a nuestra consulta. Pueden no conocer el origen, pero son muy conscientes de sus efectos.

En psicoterapia, tal y como nosotros la entendemos, los terapeutas nos convertimos en una figura de apego sustituta para reparar lo que la figura de apego original no llegó a completar. Permitimos que el paciente pueda abrir su libro de códigos y darse cuenta de que está obsoleto, de que se creó en un momento determinado de su vida en el que configuró unos automatismos que lo han acompañado durante años. La psicoterapia consiste fundamentalmente en desconectar primero esos automatismos para luego reconectar desde una nueva posición más calmada y consciente, ponerles cabeza a las emociones, mentalizarlas. Aprender a responder en lugar de a reaccionar. Es una forma de ver, entender y reescribir el libro de códigos.

Con mucha frecuencia, se da por sentado que un vínculo sano es uno en el que se habla mucho, y uno roto es aquel donde solo hay silencios. Aunque hablar es importante, si no se sabe hacerlo, poco importa que el aire esté siempre lleno de palabras. «Las parejas tienen que hablar», «tienes que hablar con tu madre», «lo que debéis hacer es sentaros y hablar»… Algunos expertos en comunicación y algunos expertos en otras áreas, como nosotros, pensamos que depende. A veces, lo primero que les digo a las parejas que veo discutiendo delante de mí, y de esas he visto muchas, es que lo que deben hacer es callarse. Prohibido que hablen hasta la siguiente sesión. Incluso, si pueden, que se vayan a dormir a habitaciones separadas. Para reparar el vínculo, lo primero que haremos será aprender a hablar, para que haya una comunicación de verdad y no sea como presenciar una conversación entre alguien que solo sabe chino y otro que solo entiende español. Recuerda el segundo axioma de la teoría de la comunicación humana: no es tan importante lo que se dice, sino cómo se dice. La vida ya está llena de gente que habla y habla sin decir nada; no hay más que poner la televisión para comprobarlo.

Como terapeutas, parte de nuestro papel es ayudar al paciente a que aprenda a hablar: no solo a expresar lo que le ocurre, sino a entender lo que le pasa a él y lo que le está ocurriendo al otro mientras comparten una conversación. Comprender cómo nos está escuchando la otra persona, qué está sintiendo y qué está pensando es también una parte imprescindible del proceso comunicativo, una que los terapeutas deberíamos poder enseñar porque también la ponemos en práctica nosotros.

La persona que entra en consulta debe saber que aquí va a ser escuchada y que cómo se siente o cómo le afecta lo que narra es importante. No sé cuántos pacientes me han pedido perdón por llorar al contar una experiencia traumática, como si hubiera sido mejor para nuestra comunicación que se hubieran aguantado esas lágrimas. Al contrario, que un paciente llore es un regalo, y así se lo digo siempre. «Entiendo tu dolor, es importante que lo hagas, te agradezco mucho que puedas expresarlo en este momento. No pasa nada, estás conmigo, ten confianza».

Quiero que confíen en mí, porque la confianza es la base de todo vínculo, aquello que falló en sus relaciones primigenias y que determinó qué iba a quedar escrito en su libro de códigos.

Para que esto sea posible, en cada consulta es mi responsabilidad garantizarles mi atención y mi escucha, así como transmitirles que estamos trabajando en esto juntos y que juntos llegaremos hasta nuestro objetivo.

De la terapia de la marmota a la terapia de la atención

En realidad, que la terapia tenga un objetivo concreto no es algo que siempre se dé por sentado, y mucho menos que haya sido así históricamente. En la Viena de 1880, la época en que se admite que se registraron las primeras consultas de psicoterapia como tal, los pacientes hacían hasta seis sesiones semanales de psicoanálisis y solo descansaban los sábados. Aunque ahora no es tan exigente, sigue siendo normal que un psicoanalista recomiende varias sesiones a la semana y que una persona pueda estar ocho, diez, doce o catorce años en terapia. Cuando aprendí psicoterapia psicoanalítica, una parte indispensable de la formación era acudir yo mismo a terapia, donde la primera propuesta de mi psicoanalista fue que siguiera un ritmo de tres sesiones semanales. ¡Tres sesiones! Le respondí que no tenía ni tiempo ni dinero. A regañadientes lo dejamos en dos, pero a los diez meses me levanté del diván y le dije que aquello no era para mí. Me regañó mucho y me advirtió de grandes males futuros. Continué la formación psicoanalítica un par de años más y acabé dejándolo, completamente desencantado.

Como yo, en esa época había otros muchos psicoanalistas que se estaban dando cuenta de que este enfoque decimonónico ya no valía para finales del siglo xx, y por supuesto tampoco vale en el XXI. Todo en nuestra vida actual en el mundo occidental tiene una limitación temporal: te marchas de vacaciones y tienes dos semanas, vas a un partido de fútbol y dura noventa minutos, vas a rehabilitación por una rodilla y te programan veinte sesiones, estás en una cena maravillosa con tu pareja y a las doce te echan porque cierra el restaurante. ¿Cómo podía ser que la psicoterapia no? Por más que el psicoanálisis me pareciera —y me sigue pareciendo hoy— una cosmovisión y una forma de entender al mundo y al ser humano muy interesante, la psicoanalítica como técnica terapéutica me había desencantado por completo. Yo soy médico, disfruto mucho creyendo que ayudo a las personas a cambiar su vida. Necesitaba una forma de trabajar que me permitiera pensar que ese cambio era posible.

A partir de ese descontento, comencé a tomar contacto con los modelos emergentes de algo que en Londres y en Chicago empezaban a llamar «psicoterapia breve», una forma de trabajar que se focaliza en el conflicto concreto de cada persona y se fija el objetivo de elaborarlo en un tiempo determinado. La premisa es tan simple como efectiva: no necesitas más tiempo, necesitas más atención. Lo haremos en tres, seis o doce meses, pero conseguiremos juntos, terapeuta y paciente, trabajar en ese conflicto y alcanzar una reparación. Este enfoque rompía con los planteamientos psicoanalíticos al añadir a la terapia una limitación temporal, y no le faltaba razón. Hace ya muchos años que se descubrió que esta limitación es la mejor palanca movilizadora que puede haber: cuando le explicas al paciente en qué vais a trabajar, cómo lo vais a hacer juntos y cuándo vais a completar el proceso, se crea una buena alianza terapéutica, segura y confiable, y el rendimiento del proceso se multiplica por cien. En realidad, pasa como con todo en la vida. Si, cuando yo estaba estudiando Medicina, mis profesores me hubieran dicho: «Tú ve mirando los libros, fluyendo, sin prisa, cada día una cosita nueva o repitiendo la anterior, y, cuando te sientas preparado, te presentas a un examen», hoy seguiría en segundo de carrera. Con suerte.

La psicoterapia que se hacía en España entonces, y que todavía siguen haciendo muchos profesionales de nuestro país, estaba en el polo opuesto de esta idea de limitación temporal. Es lo que yo llamo, siendo de Madrid, la psicoterapia de la M-40: dar vueltas y vueltas a la misma circunvalación, una y otra vez, sin encarar nunca el problema directamente. Sin ir a ningún sitio en concreto, sin tomar ninguna de las salidas. «Pero en terapia he tratado la bronca que tuve ayer con mi familia…». Sí, porque también es la psicoterapia del bombero: el paciente trae los últimos fuegos, que pueden ser una discusión con una cuñada, un problema con un vecino o la quincuagésima bronca con el hijo, y el terapeuta los va apagando. Al final, aunque cada día se hable de un escenario diferente y se salte del conflicto con la madre a la bronca con la pareja, cada sesión es siempre la misma. Por eso también me gusta llamarla la «psicoterapia de la marmota», como en la fantástica película *El día de la marmota*, en la que se repite siempre el mismo día. Consulta tras consulta, el paciente viene igual, da vueltas al mismo círculo y se marcha en el mismo punto exacto en el que llegó.

Cuando yo empecé a descubrir que en otras partes del mundo se estaba haciendo una psicoterapia diferente, tuve claro que era en lo que me interesaba trabajar. Teníamos la oportunidad de sustituir la terapia de la marmota por una terapia focal, una en la que por fin saliésemos de la circunvalación y afrontásemos el conflicto concreto del paciente. Sí, primero damos unas vueltas a la M-40 para hacer una evaluación de la persona, entender qué le ha pasado —y aquí es donde entra ese cambio del «qué te pasa» al «qué te ha pasado—, y, en función del paciente, definimos el conflicto concreto y ponemos un objetivo, un destino a su psicoterapia. Porque la psicoterapia es un viaje. Vamos a salir de Madrid y llegar a Zaragoza, a Niza, a Varsovia. A donde sea, pero habrá un objetivo específico para cada paciente, porque, además, la idea de la psicoterapia breve o focal es hacer terapia de la persona y su conflicto, no del diagnóstico. No existe la psicoterapia de la depresión, existe la psicoterapia de Silvia deprimida;

como tampoco existe la de la ansiedad, pero sí la de Miguel ansioso. Hay que concentrarse en el conflicto y en la persona: no tratar la ansiedad, sino descubrir a qué tiene miedo el paciente que tenemos delante —porque, una vez más, la ansiedad no existe— y qué le ha pasado en su historia para que esto ocurra.

En ese momento, nadie estaba haciendo algo parecido en España. Por aquellos años, Argentina estaba sufriendo la dictadura militar de Videla, que obligó a exiliarse a una gran cantidad de psiquiatras y psicoanalistas, algunos de los cuales recayeron en nuestro país y a los que tuve la fortuna de conocer. Es curioso que los fascismos, que tanto odian a los intelectuales, sean uno de los factores que más contribuyen a la expansión del conocimiento por el mundo. Entre los intelectuales que llegaron a España estaba Hernán Kesselman, un hombre un poco mayor que yo con el que coincidí en Madrid y uno de los primeros psiquiatras que se habían interesado por la psicoterapia breve en Argentina. Aprendí mucho con él y lo recuerdo con muchísimo cariño. Entre Kesselman y yo empezamos a desarrollar aquí esta escuela de psicoterapia, que se consolidó en la fundación de la Sociedad Española de Medicina Psicosomática y Psicoterapia, en la cual ya llevo más de cuarenta años trabajando. En ese tiempo hemos cambiado mucho, nosotros y la psicoterapia, siempre con el objetivo de adaptarla al siglo XXI. Hoy sigo convencido de que la psicoterapia es un viaje para el que no hace falta más tiempo, sino más concentración.

Todo es sintonía

Hace muchos años, después de haber leído cientos de definiciones de psicoterapia, muchas de ellas muy buenas, se me ocurrió una forma de describirla que desde entonces repito a menudo: es una relación entre dos personas, con un propósito, en la que una de ellas debería saber lo que está pasando. Esa persona es, claro, el psicoterapeuta, que, aunque también tiene sus limitaciones, sus rasgos neuróticos y sus malos días, debe ser capaz de ver más allá y saber siempre qué está ocurriendo en esa relación terapéutica. Los terapeutas no somos robots, al menos no de momento, y debemos ser esa persona que comprende lo que sucede en consulta, incluyéndonos en la ecuación. Es el principio de incertidumbre de Heisenberg, que establece que la presencia del observador modifica el fenómeno observado. O, aplicado a la comunicación humana: que con nuestros gestos y actitud vamos modulando el discurso de nuestro paciente, nuestro amigo o nuestro hijo. ¿Por qué, si no, miente la gente? La mentira no tiene un componente genético, sino que es un proceso adaptativo que se aprende con la cara de papá y de mamá o de los profesores del colegio. En psicoterapia, hay que modular todo esto, y por ello nos parece tan importante el famoso factor T: el terapeuta. Hace veinte años parecía que lo más importante en una consulta era si la técnica era psicoanálisis, conductismo, psicodrama o Gestalt —o cualquiera otra de las más de quinientas descritas—, pero ahora tenemos claro que la técnica solo influye en el diez por ciento de los resultados finales del tratamiento. Todo lo demás son los factores comunes en la alianza terapéutica, y uno de los más importantes es el profesional y sus habilidades.

Para hacer psicoterapia breve y ayudar de verdad a una persona a resolver su conflicto, nuestro mandato es diferenciar entre oír y escuchar, entre ver y mirar. La respuesta del paciente, el cómo nos narra su vida, depende de la cara del terapeuta y de cómo encare esta diferencia. Lo que consideramos imprescindible es la sintonía: la capacidad de vibrar en la misma longitud de onda que el paciente o, en otras palabras, de hacer que sus necesidades y las nuestras coincidan. Nuestros pacientes son personas heridas, y en esas heridas aparece siempre la falta de sintonía. El maltrato, el destrato o la negligencia son ejemplos de ello. Si un bebé necesita que su madre le hable y lo que recibe es la pantalla de la televisión para entretenerlo, ahí hay una falta de sintonía entre las necesidades de ambos, igual que si un niño necesita un abrazo y papá le compra un iPhone o lo apunta a clases de kárate. Las necesidades de los niños no se están satisfaciendo, por mucho que parezca que los cuidan unos padrazos que se gastan dinero en ellos y se ocupan de que aprendan deportes, idiomas o música. No hay nada que los niños y las niñas quieran más que hablar con sus padres. Estoy convencido de que, si los padres hablasen más con sus hijos, no tendríamos los problemas que existen con las pantallas y los teléfonos móviles.

Un ejemplo brutal de falta de sintonía que supone una experiencia traumática es el abuso sexual en la infancia: la personita no necesita ser abusada, no hay sintonía entre lo que a ella le conviene y lo que hace el adulto perpetrador. Es una muestra de la falta de sintonía llevada al extremo, pero todos los ejemplos domésticos en los que las necesidades de un bebé quedan sin satisfacer también aplican aquí, en distinto rango. En esta falta de sintonía en la que nos hemos organizado entre todos para estar siempre desconectados, el trauma siempre encuentra su hueco y se inscribe en nuestro libro de códigos. ¿Qué necesita esa persona herida que llega a consulta y que no sabe, de forma consciente, que está herida por esa falta de sintonía? Necesita que el terapeuta sintonice. Que la mire y que la escuche para no retraumatizarla. Lo último que conviene a una persona que no se ha sentido mirada ni escuchada en su vida es llegar a consulta y ver que el profesional que debería ayudarla le hace exactamente lo mismo.

Hace no mucho, tuve que ir a las Urgencias de mi hospital de referencia porque tenía diplopía, estaba notando un problema de visión doble. Estaba más o menos tranquilo, porque tenía la sospecha de que podía ser el efecto secundario de un medicamento que había empezado a tomar, y, en cuanto descartaron que pudiera ser algo neurológico, me relajé todavía más. Aun así, me hicieron varias pruebas, me vieron ocho médicos y ninguno de ellos me miró ni me escuchó. Ni uno solo de los ocho se presentó, me dijo quién era, prestó atención a mi historia o tomó en consideración lo que les estaba contando. Todos se enfocaron en sus necesidades, que son las que marca el sistema sanitario —verme en el menor tiempo posible, cumplir con el protocolo genérico para esos síntomas, teclear a la vez que hablaban conmigo—, pero ninguno se fijó en las mías. Estuve en Urgencias doce horas. Es el sistema sanitario el que necesita separarnos en especialidades, el que exige las historias clínicas, el que obliga a que se despache a un paciente en cinco minutos, y yo puedo entender de dónde salen todas esas necesidades, pero no puedo defender que en ellas haya un mínimo de sintonía. La diplopía, por cierto, se ha resuelto sola, mientras espero la realización de pruebas citadas para los próximos meses. Seguro que era de los nervios…

Por suerte, yo iba tranquilo y para mí un hospital no es un entorno hostil. Mis colegas hicieron algo imprescindible, es verdad: descartaron, de urgencia, un tumor cerebral, un ictus o un aneurisma; es decir, recurrieron a la biología. Yo no soy una persona herida, especialmente necesitado de mirada, como sí lo son las que vienen a nuestra consulta, pero podrían haberme preguntado por mi situación emocional en ese momento.

Nada de eso existe en estos entornos. Como psicoterapeutas, no podemos dejar que las necesidades del sistema, o las nuestras, retraumaticen a nuestros pacientes. Nuestra prioridad es concentrarnos en lo que necesita la persona, que es que la miren y que la escuchen, y mantener a raya las otras. Si como terapeuta quieres tomar notas, hazlo —aunque tampoco sé por qué muchos necesitan anotar algo más allá de las primeras entrevistas, donde sí aparecen datos que hay que apuntar—, pero el paciente no necesita que tú las tomes. Hacerlo, pues, puede ser un ejemplo de mala gestión de necesidades.

En mis consultas, yo estoy sentado en un ángulo de noventa grados con mis pacientes y vamos hablando, los dos en la misma longitud de onda, en la misma frecuencia. El alma de la psicoterapia está en la sintonía.

Sostener lo que duele sin diagnosticarlo al instante

Todos vamos a la consulta del médico con algo de miedo. En general, en psicología y en psiquiatría sucede incluso más, porque el paciente llega sabiendo que lo que se va a hablar tiene que ver con su propia historia. Por esa razón, una de las cualidades indispensables en un terapeuta que sepa manejar el factor T y sea consciente de lo importante que es su figura en el proceso es la contención: la capacidad de sostener la angustia de la persona que tiene enfrente y no permitir que los sobrepase a ambos. Sin embargo, muchos de los terapeutas no son capaces de hacerlo. No pueden soportar la angustia del paciente y, como resultado, evitan propiciar que aparezca.

La mayoría de los terapeutas que no poseen la habilidad de la contención justifican su metodología argumentando que no se puede pedir al paciente que narre sus experiencias traumáticas porque contarlas lo va a desestabilizar. Esgrimen que hay que esperar a que él o ella, espontáneamente, se abra y decida contarlo, y que no podemos preguntarlo porque puede que el paciente no haya llegado todavía a ese momento. ¿Seguro? Parece más una racionalización por parte de un terapeuta que no tiene la capacidad para contener y que construye sus teorías para negar que el paciente siempre necesita hablar de lo que le pasa. No del motivo de consulta —la depresión, el insomnio, la ansiedad, el trastorno alimentario, la adicción—, sino del conflicto que ha provocado todas estas manifestaciones de su sufrimiento. En términos que todos entendemos: el paciente siempre llega a consulta con un melón que hay que abrir, un melón que nos trae a los terapeutas para que lo abramos con él. Igual que un cirujano debe abrir un absceso para sacar el pus, un psicoterapeuta tiene que abrir el melón que le trae su paciente. No existe ninguna duda de que eso hay que explorarlo, preguntarlo, facilitar a la persona que lo ha traído que sea capaz de hablarlo. Ese es el futuro de la asistencia sanitaria: la biología en una biografía contextual.

En la mayoría de los casos, narrar las experiencias traumáticas es doloroso. La persona puede sentirse angustiada, revivir el sufrimiento y romper a llorar; es algo normal que debemos dejar que ocurra. Vuelvo una vez más a esos datos sobrecogedores sobre abuso sexual en la infancia en nuestro país: aproximadamente un veinte por ciento de la población lo ha sufrido, un dato que se eleva en mujeres hasta situarse en una de cada cuatro. Todos sabemos que eso deja huella y que, precisamente por ello, esas estadísticas son aún mayores entre la población clínica, la que viene a consulta. El propio paciente también sabe, aunque no sea de forma consciente, que lleva con él el peso de eso que le ha sucedido. ¿Cómo podemos entonces no preguntarlo? Nosotros, de hecho, lo solemos llevar a la conversación muy al principio, ya en las primeras sesiones. No podemos tener miedo a la reacción del paciente —y, si lo tenemos, nos tocará revisarlo— ni podemos dejar que ese miedo interfiera en el camino terapéutico que debemos recorrer, o nos tiraremos años dando vueltas a la M-40, tocando cosas superficiales pero sin atrevernos nunca a avanzar hacia un objetivo real. No todos los pacientes mejoran al ir a terapia y, de hecho, con una terapia mal enfocada, entre un diez y un quince por ciento llegan a empeorar: aparecen otros síntomas, aumenta su preocupación, se incrementan los conflictos con su entorno e incluso generan una dependencia nociva hacia el terapeuta, que está siempre allí para escuchar, pero no se atreve a llevar al paciente hacia algún avance.

¿Cuál es nuestra obligación aquí? Ejercer la contención. Preguntar también lo traumático, mirar a los ojos a la persona que tenemos delante, entender su dolor y asegurarle que está bien que esto esté ocurriendo. Si respondes «no llores», no lo haces por el paciente, lo haces por ti. Es la propia angustia del terapeuta hablando, porque el paciente está encantado de llorar, necesita hacerlo. De hecho, saldrá de consulta sintiéndose más aliviado. A mis pacientes, les agradezco que puedan llorar conmigo; que se puedan angustiar y que puedan hablar de ciertas cosas es un regalo que demuestra confianza. Ahí está la contención, la capacidad de sostener la angustia del otro para permitirle explorar ese melón que ha traído a consulta, sin saltar al instante a poner un diagnóstico. Muchos terapeutas reaccionan más que responder: ante unas lágrimas, un «no te agobies, no llores», o ante un «estoy deprimido», una receta médica. La habilidad de la contención también nos da la capacidad de responder desde otro espacio: «Entiendo tu dolor y te voy a ayudar, nos vamos a preocupar juntos, confía en mí», «quiero escucharte, quiero mirarte, vamos a hablar, por ahora vamos a sostener tu dolor entre los dos y veremos lo que hacemos con él». Es esta capacidad la que nos permite no recurrir automáticamente al diagnóstico y al fármaco, y seguir explorando la historia del paciente hasta dar con el momento determinante cuyas repercusiones lo han traído a consulta.

En psicoterapia, como en cirugía, para que una herida mal cerrada sane, hay que reabrirla. Debemos buscar dónde está y por qué se cerró mal, abrirla, limpiarla y permitir que cicatrice de nuevo, esta vez sin que nada quede dentro. Claro que dolerá, tiene que hacerlo. Pero será un dolor sanador, porque, por primera vez, el paciente sabrá que después de este proceso desaparecerá.

Capítulo 11

Lo que sí está en nuestra mano

Todas esas iniciativas de salud mental que vemos aparecer, anunciarse e incluso reclamarse por parte de una sociedad que sufre y pide ayuda pueden estar mejor o peor, pero siempre serán propuestas incompletas, porque la salud mental no existe, pero la salud sí. Recurro de nuevo a mi frase favorita del escritor Johann Hari, que dijo: «La depresión no está en tu cabeza, está en tu vida». En otras palabras, tu bienestar psíquico está condicionado por tu biografía, tu historia —que empezó cuando tus padres se conocieron—, pero también por lo que comes, por cuándo y cómo te mueves, por cómo duermes y, desde luego, por cómo te trata el entorno, el trabajo, el barrio, etc. Esta certeza tiene que ser nuestro punto de partida para plantearnos qué hacer para mejorar nuestra salud y, de hecho, lo primero que recomiendo para empezar es que pienses si realmente necesitas un psicoterapeuta, un abogado o un comité de empresa. Recuerda: en esta sociedad liberal capitalista en la que vivimos, el trastornado no siempre eres tú, aunque sí lo sea tu contexto.

A pesar de lo determinante que resulta el entorno y lo difícil que es modificarlo, la buena noticia es que sí existen cambios que podemos hacer para vivir mejor. En este último capítulo, te quiero hablar directamente para proponerte una serie de recomendaciones en esa dirección, con acciones que sí están en tu mano y tendrán una repercusión en tu salud. Sé que los cambios son difíciles, muy difíciles. Todo lo que voy a sugerir puede resultar complicado, porque somos seres de costumbres, pero te aseguro que cada una de estas ideas merecen la pena. Aunque no seas el culpable de lo que te ha pasado o de lo que te está pasando ahora mismo, sí eres el responsable de realizar los cambios que te permitirán vivir de otra manera. De hecho, etimológicamente «responsable» significa «el que responde», y para eso escribo las siguientes recomendaciones, para recuperar la capacidad de responder a nuestro contexto según lo que nos conviene, y no según lo que otros poderes preferirían.

Recomendaciones para una salud de verdad

Reconócete

Si has llegado hasta aquí, ya sabes lo importante que me parece reconocer e integrar los diferentes elementos que forman parte de nuestra experiencia, de nuestra vida, de nuestra salud. Cierra los ojos, haz cinco respiraciones profundas y mírate: ¿dónde estás? ¿Qué te pasa ahora? ¿Qué te ha pasado? ¿Por qué aparece en este instante el síndrome del intestino irritable o la ansiedad? En este ejercicio, intenta reconocer y separar de tu historia lo que es del contexto, lo que es corporal y lo que es tuyo. Verás que hay de todo. En un determinado momento de tu vida, seguro que necesitas ayuda en cualquiera de esas áreas, pero no olvides que esta división es artificial, administrativa. Mírate entera, entero. No te dejes fraccionar. Todo lo que te cuenten los especialistas será cierto, pero solo es una parte del cuadro. El sistema sanitario occidental está organizado así y ya le hemos dado un repaso. Pide ayuda, desde luego, pero reconócete como una persona completa con capacidad para expresarte de muchas maneras diferentes en cada momento de tu vida. La tarea de narrarte así va a recaer, aunque no te guste, en ti. Llegado el momento, te ayudará un buen psicoterapeuta.

Muévete

Practica alguna forma de ejercicio aeróbico, la que prefieras. Es absolutamente imprescindible, porque está demostrado que la actividad física mejora el funcionamiento cerebral.

Esto no significa que tengas que acudir todas las mañanas al gimnasio; a cada persona le gusta más un tipo de ejercicio, y lo que funciona y es ameno para unos no tiene por qué serlo para los otros.

Caminar todos los días un mínimo de veinte minutos ya es un cambio suficiente que puedes sumar a tu rutina aparcando un poco más lejos de tu sitio habitual y andando del coche al trabajo o de casa al coche. Hay gente que, si pudiera, se llevaría su coche al dormitorio para evitar recorrer más de un par de metros a pie en todo el día.

Aprovecha las oportunidades que te da el día: sube escaleras, lleva a cabo sentadillas, haz los recados andando. Si tienes la posibilidad de usar una bicicleta estática, hazlo mientras lees o incluso mientras ves una película en la tele.

Sea como sea, muévete. Si, además, puedes hacer ese ejercicio a la intemperie, todavía mejor, puesto que está demostrado que esa combinación mejora todos los parámetros de tu salud.

Cuida el sueño

Otro imprescindible es cuidar el ritmo sueño-vigilia. De hecho, en psiquiatría decimos que «no importa el motivo de consulta, dormir bien es una urgencia», porque no resulta exagerado asegurar que dormir mal nos amarga la vida. ¿Cómo se consigue esto?

Para empezar, levantándote bien: procura no utilizar el despertador, date tiempo para despertar, desayuna sano y con calma, deja que te dé la luz del sol, camina y actívate. Si no puedes adaptar tus horarios para levantarte al amanecer, quizá te sea útil saber que existen despertadores solares que iluminan lentamente la estancia en la que estás durmiendo para simular la luz del alba. No desayunes con prisas ni te saltes esa comida; el tratamiento del insomnio nocturno comienza al desayunar. Si no te da tiempo, levántate antes.

Haz la prueba a partir de mañana: despiértate veinte minutos antes y hazlo todo un poco más despacio. ¿Tienes mucho sueño? ¿Te cuesta demasiado trabajo?

Aquí entra la mejor receta para despertar menos cansado y mejorar el descanso: duérmete antes. Apaga la tele, de nuevo, y las demás pantallas. Y cuidado con las pastillas para dormir: pan para hoy y hambre para mañana.

Come bien

Sé que no es fácil, pero todo cambio comienza pensando en él. No eres culpable de que los supermercados vendan productos que no tendrían ni que llamarse comida, pero es tu responsabilidad sacarlos de tu dieta. Huye de los alimentos ultraprocesados como de la peste y, en su lugar, procura comprar alimentos sin etiqueta, lo que podría llevarse tu abuela en los mercados de la época.

Si tienes la posibilidad de hacer periodos de ayuno, merece la pena que lo consideres. Está bien demostrado que este tipo de prácticas son eficaces para mejorar la salud, con beneficios que van desde reducir la inflamación hasta protegernos de afecciones cardiovasculares. No todo el mundo puede permitirse hacer días enteros de no ingesta, pero hay fórmulas como el ayuno intermitente que pueden conseguirse cenando algo antes y desayunando un poco más tarde. O saltándose la cena; con mucha frecuencia, eso mejora el sueño.

Rodéate de verde

Acércate a la naturaleza, recupera esa conexión perdida. Si tienes la suerte de vivir en el campo o en un pueblo, pasea por los alrededores siempre que puedas, disfruta del paisaje y haz que forme parte de tu rutina diaria. Si vives en una ciudad, aprovecha el fin de semana para hacer una excursión a la montaña: anda por los bosques, descubre los cambios de las estaciones, haz un pícnic en un prado, báñate en el río en verano. Si organizar salidas de un día entero es complicado, busca espacios verdes dentro del entorno urbano: parques, avenidas, plazas… Practica ejercicio en ellos, pasea o siéntate a leer un libro debajo de las copas de los árboles. Recuerda la regla 3-30-300 y su relación con la salud: tres árboles desde tu ventana, treinta por ciento de cobertura vegetal en el barrio, trescientos metros hasta un gran espacio verde. Si tu hogar cumple estas condiciones, lo tendrás más fácil, pero, aunque no lo haga, está en tu mano aprovechar al máximo los espacios verdes a tu alrededor para volver a conectar con la naturaleza.

Cuida las relaciones interpersonales

Casi todos hemos oído decir que las relaciones sociales son uno de los factores que más intervienen sobre la salud y la longevidad. Hay mucha verdad en ello, pero, en más ocasiones de las que debería, es una frase mal entendida. En mi experiencia profesional, he visto a menudo que mantener relaciones solo por el hecho de tenerlas ahí puede provocar todo lo contrario a esos beneficios para la salud que nos han contado. Lo verdaderamente importante no es acumular, sino seleccionar. Tener amigos —entre comillas— solo por coleccionarlos como los Pokémon no te va a ayudar en nada. La comunidad, las amistades, las relaciones personales nos traen algo bueno cuando no vienen impuestas y podemos quedarnos con las que nos aportan. Ahí está el detalle de «cuidar» las relaciones: elegirlas con cuidado y tratarlas con cariño.

Disfruta de novedades

Mantén tu cerebro activo y despierto mediante el desarrollo de una emoción básica: la curiosidad. Aunque nuestra cultura se ocupa de restringirla y cercenarla desde la más tierna infancia, como prueba ese refrán tan limitador que todos conocemos sobre cómo «la curiosidad mató al gato», la curiosidad es fundamental para los seres humanos. Por mucho que desde pequeños se nos enseñe a no pensar por nosotros mismos, a no investigar, a mantenernos siempre en la senda ya marcada y ser obedientes, aquí estamos hablando de salud, y para tu salud mental es sumamente útil desarrollar la curiosidad. Destierra el refrán anterior y sustitúyelo por ese de «jamás te acostarás sin saber una cosa más», una forma mucho más sana de abrazar el deseo de querer aprender cosas nuevas y activar la neuroplasticidad.

¿Cuál es la mejor forma de lograr esto? Sal de tu zona

de confort. El ser humano tiende a la repetición y nos parece que eso es la comodidad, pero yo me pregunto dónde está el confort en sustentar ideas como «mejor lo malo conocido que lo bueno por conocer». Otro refrán tan ingrato, injusto y limitador como el primero. En su lugar, plantéate novedades: no vayas siempre a comer al mismo restaurante, no hagas lo mismo todos los fines de semana, no organices siempre tus vacaciones en el mismo destino. Aquello de la segunda vivienda vacacional que se desarrolló en los años ochenta fue fantástico para los constructores y especuladores inmobiliarios, pero no fue igual de maravilloso para nuestro cerebro, nuestro riñón, nuestro páncreas y nuestra salud en general. Si vamos siempre al mismo sitio y hacemos siempre las mismas cosas, nuestras posibilidades de experimentar nuevos estímulos se limitan. Así que disfruta de novedades, como tú quieras, pero hazlo. Convertir la experiencia en aprendizaje es uno de nuestros grandes avances; no lo desperdicies.

Limita la exposición a tóxicos

Todo el mundo sabe el daño que nos hacen los tóxicos. Algunos, como la contaminación ambiental, alimentaria o sonora, los microplásticos o las redes sociales, son difíciles de manejar individualmente. Otros, no tanto. Si te parece que no puedes dejar de fumar, beber o consumir otras drogas ilegales, consulta con un profesional que te ayude. Y lo mismo si no consigues dejar de depender de alguien. Una vez más, esas adicciones tienen su historia y te ayudará una psicoterapia de ese «no puedo». Otro tóxico muy impactante en tu actividad cerebral y, naturalmente, en tu salud son los medios de comunicación. Evita encontrarte gritándole a la tele, presa de un ataque de rabia, mirando un informativo. O en una de esas cosas que llaman *«reality show»*, en el que se conjura lo peor de la conducta humana. Así no puedes dormir después, claro.

Por si no te lo he dicho lo suficiente: apaga la tele. O ponla a tu favor. En nuestra familia somos muy cinéfilos: desde muy chiquitines, todos los fines de semana íbamos un día al cine con nuestros hijos. Disney primero; galaxias, misiones imposibles, junglas y qué sé yo más; después, comíamos en las cercanías del cine comentando el filme; una experiencia fantástica. Más tarde, utilizamos una estrategia para ayudar a nuestros pacientes niños y adolescentes de familias enganchadas en eso de que «no hay comunicación»: una noche a la semana, se cena y se ve una película en familia, en la tele. Cada noche elige uno y no valen los vetos, el respeto a la elección es importante. Después, se comenta la peli. Cuanto antes se instaure la rutina, mejor para la familia y su comunicación.

Desarrolla la atención y concentración

De la misma forma que antes te hablaba de los beneficios de caminar cada día un poco, esto también se puede ir haciendo paso a paso. Mi recomendación es que elijas un libro, independientemente de que sea una novela que te apetezca, un ensayo que tuvieras pendiente, un libro de texto o este mismo, y que leas un capítulo diario. Y no, Instagram o TikTok no sirven como alternativas. Sería estupendo que pudieras hacerlo sin ruido y sin música ambiente, ya que se ha demostrado que pueden suponer una interferencia en los procesos de aprendizaje. Cumplir con esta rutina durante unos minutos al día te permitirá estar atento y concentrado en algo que te guste. Además, que tus hijos te vean leyendo —si es que los tienes— es la mejor manera de que les interese la lectura, una de las actividades más saludables de la vida.

Reserva tiempo para el silencio

Procura dedicarte tiempo para ti, tiempo interior en el que puedas estar en silencio. Está demostrado que esos momentos activan la red neuronal por defecto que te permite mirar hacia dentro, sincronizar los ritmos internos y firmar la paz en el cerebro. Es también entonces cuando quizá veas algo dentro de ti que no te guste y tomes la decisión de buscar ayuda terapéutica, pero, en cualquier caso, no llenes ese vacío interno con ruido, sustancias, relaciones poco útiles o el recurso de la televisión. Ya hemos comentado el daño que hacen determinados programas televisivos, sobre todo los telediarios, las tertulias y los *reality shows*. No los utilices para activar con ruido tu cerebro.

Tómate en serio la necesidad de disponer de un tiempo para ti: haz ese pacto contigo y acuérdalo también con tu familia o las personas con las que convives. Diez, quince o veinte minutos al día para estar solo —si puedes más, mejor— son un buen comienzo. La soledad es un problema cuando es indeseada, mientras que desarrollar el gusto por la soledad deseada es una buena manera de invertir en paz y serenidad, y tiene mucho que ver con eso que llamamos «felicidad». Uno de los elementos fundamentales de la felicidad, según autores especializados en estudiarla o personas encuestadas al respecto, es la paz, el silencio. Que no haya ruido, en todos los sentidos, pero sí espacio para conectar contigo mismo.

Ríe

Fomenta el sentido del humor. Ríe todo lo que puedas y hazlo moviendo todos tus músculos. Este es un elemento también para seleccionar las amistades, en lo que se refiere a la recomendación de cuidar las relaciones personales: si puedes rodearte de gente divertida, de un grupo en el que os hagáis reír y sonreír los unos a los otros, mucho mejor. De la misma forma, si vas a utilizar la televisión, que sea para ver cine de comedia. Ya tienes suficientes cosas a lo largo del día que te estresan, te preocupan o te enfadan; no hace ninguna falta que llegues a tu casa para seguir incrementando la lista en tu tiempo de reposo. Sentarte en el sofá agotado tras un día de trabajo para ver el telediario solo servirá para estimular tu amígdala cerebral, excitar el sistema hipotálamo-hipófisis-adrenal y poner el cortisol por las nubes. Despréndete de esas rutinas y sustitúyelas por una buena comedia una vez a la semana. A mí me gustan mucho más las antiguas que las actuales, a las que la mayoría de las veces me cuesta encontrarles la gracia, pero cada uno tiene su gusto. Con una historia clásica o el último estreno en las plataformas, yendo al cine o con un libro, con tus amigos o a solas con tus pensamientos; como sea, pero ríe todo lo que puedas.

Camino personal, revolución colectiva

Para llegar a un futuro en el que el bienestar integral sea una realidad para todos, quedan muchos pasos por andar. La mayoría tienen que ver con cambios sistémicos que afecten a nuestro contexto socioeconómico, político, educativo y sanitario, que los remuevan desde sus cimientos y los hagan crecer desde un enfoque realmente humano. El camino será lento, porque las soluciones que de verdad lo son siempre necesitan su tiempo, pero se empieza a construir entendiendo en qué sistema estamos, para poder así reclamar uno mejor. Y, mientras tanto, no tenemos que quedarnos parados. Todas las recomendaciones que menciono en las páginas anteriores son instrumentos de cambio para el presente que podemos implementar a la vez que creamos un nuevo futuro. Un estilo de vida completo, sano, con buenas relaciones interpersonales, con momentos para la risa y el disfrute, con una buena dieta y ejercicio, nos hará la vida mucho más llevadera y satisfactoria.

Todo esto lo resumió de forma mucho más bonita y original el médico José de Letamendi ya en el siglo xix, mucho antes de que los gurús del bienestar creyeran que estaban inventando algo nuevo. Sus recomendaciones para cuidar de la Salud, con mayúscula, resumen el estilo de vida en el que yo también creo y son el mejor mantra para recordarnos que las decisiones que tomamos cada día deben ir dirigidas a sentirnos un poquito mejor.

> Vida honesta y ordenada,
> usar de pocos remedios
> y poner todos los medios
> de no apurarse por nada.
> La comida moderada,
> ejercicio y diversión,
> no tener nunca aprensión,
> salir al campo algún rato;
> poco encierro, mucho trato
> y continua ocupación.

José de Letamendi

Así resumido, cualquiera diría que parece fácil. Quizá no lo sea, o no lo sea todos los días —solemos estar agobiados, cansados o frustrados de vez en cuando—, pero es nuestra responsabilidad. Nadie más va a hacer estos cambios por nosotros. Volviendo a mi frase preferida de Ortega y Gasset, si la única función social de un intelectual es la provocación, lo que intento con este libro es provocar el cambio. Para empezar, el tuyo, el individual, el que te haga llegar al final del día un poco más feliz, un poco más descansado, con más risas acumuladas durante la jornada y menos enfado, estrés o tristeza. Cada paciente que he tenido ha sido siempre mi batalla; cada vida que he conseguido que fuera un poco más ligera ha sido una victoria. También lo será la tuya si mañana apagas la televisión y te vas a dormir más contento, sintiéndote un poco más escuchado, sabiendo que tu historia importa.

Si hoy ya somos varios los que reclamamos una salud más humana, más integral, mañana puede que seamos el doble, y pasado otros tantos. Las revoluciones nunca han empezado desde arriba, siempre han sido una rueda que se va haciendo eco de un clamor popular y se vuelve grande con el esfuerzo de todos. No soy derrotista, nunca lo he sido. Todavía creo que podemos apostar por el camino que nos lleve a un sistema más justo y empático, en el que realmente trabajemos por la salud de las personas y no solo por los beneficios de las corporaciones. Cuantos más respaldemos esta reclamación, más fuerte será nuestra voz y más imperiosa la necesidad de actuar. La salud completa existe. Luchemos por ella.

Agradecimientos

Este libro lo firmaré yo, pero de ninguna manera es solo mío. En cada línea hay algo de mis más queridos maestros: mis pacientes, que me han enseñado a mirar y a escuchar, a acercarme a ese médico que decidí ser con doce años. Gracias por vuestra confianza y aprecio. También están los miles de alumnos que han creído, a veces con obstinación, que lo que yo tenía que decir era interesante. He pensado mucho en todos y todas escribiendo estas páginas.

Gracias a mi psicoterapeuta y maestro en psicoterapia breve, Hernán Kesselman, que me enseñó a ser médico; la medicina se aprende en los libros.

A Alba Gort, mi editora en Grou, que me lo ha puesto siempre muy fácil y ahora agradezco su insistencia para decidirme a trabajar con ellos.

Todo el texto y yo le debemos mucho a María Sobrino, capaz de poner orden y poda en mis larguísimas historias.

Desde luego, gracias a mi mujer, Begoña Aznárez, la mejor psicoterapeuta del mundo, a quien llevo copiando toda la vida. Ella tiene la idea genial y yo pongo la frase.

Y a mis cuatro hijos, unos maravillosos personajes con los que aprendo de todo: sois geniales.

Bibliografía

La bibliografía que soporta todo lo que aquí se cuenta es abrumadora. Esta relación de libros incorpora, únicamente, aquellos que me parecen imprescindibles y que han marcado la ética de mi trayectoria profesional.

Aznárez, B., *Psicoterapia breve con niños y adolescentes*, Madrid, Sentir, 2020.

— *Las heridas que no vemos*, Barcelona, Vergara, 2025.

Balint, M., *El médico, el paciente y la enfermedad*, Buenos Aires, Editorial Libros Básicos, 1961.

Baroja, P., *El árbol de la ciencia*, Madrid, Alianza, 1974.

Bentall, R., *Medicalizar la mente*, Barcelona, Herder, 2011.

Bullmore, E., *La inflamación de la mente*, Barcelona, Paidós, 2024.

Burke Harris, N., *El pozo más profundo*, Barcelona, Eleftheria, 2021.

Caponi, S., *Política, psicofármacos y vida cotidiana*, Barcelona, Xoroi, 2023.

Castilla del Pino, C., *Pretérito imperfecto*, Barcelona, Tusquets, 1997.

— *Casa del olivo*, Barcelona, Tusquets, 2004.

Cela, C. J., *La familia de Pascual Duarte*, Madrid, Alianza, 1969.

Davies, J., *Sedados. Cómo el capitalismo moderno creó la crisis de salud mental*, Madrid, Capitán Swing, 2022.

Fernández Liria, A., *Locura de la psiquiatría*, Bilbao, Desclée De Brouwer, 2023.

García de Vinuesa, F., *Volviendo a la normalidad*, Madrid, Alianza, 2014.

Gérvas, J., *La expropiación de la salud*, Barcelona, Los Libros del Lince, 2015.

— *El encarnizamiento médico con las mujeres*, Barcelona, Los Libros del Lince, 2016.

González Pardo, H., *La invención de trastornos mentales*, Madrid, Alianza, 2007.

Gotszche, P., *Medicamentos que matan y crimen organizado*, Barcelona, Los Libros del Lince, 2014.

— *Psicofármacos que matan y denegación organizada*, Barcelona, Los Libros del Lince, 2016.

Han, B.-C., *La sociedad del cansancio*, Barcelona, Herder, 2017.

Hari, J., *Conexiones perdidas*, Madrid, Capitán Swing, 2019.

Illich, I., *Némesis médica. La expropiación de la salud*, Barcelona, Barral, 1975.

Kesselman, H., *Psicoterapia breve*, Madrid, Fundamentos, 1977.

— *La psicoterapia operativa. El goce estético en el arte de curar*, Buenos Aires, Lumen, 1999.

Lane, C., *La timidez. Cómo la psiquiatría y la industria farmacéutica han convertido emociones cotidianas en enfermedad*, Málaga, Zimerman, 2011.

Laporte, J.-R., *Crónica de una sociedad intoxicada*, Barcelona, Península, 2024.

Le Carré, J., *El jardinero fiel*, Barcelona, Plaza y Janés, 2001.

Maté, G., *El mito de la normalidad. Trauma, enfermedad y curación en una cultura tóxica*, Madrid, Urano, 2023.

Miller, A., *El drama del niño dotado*, Barcelona, Tusquets, 1979.

— *El cuerpo nunca miente*, Barcelona, Tusquets, 2004.

Moncrieff, J., *Hablando claro*, Barcelona, Herder, 2013.

Noah Harari, Y., *Homo Deus*, Barcelona, Debate, 2016.

Ortiz, A., *Hacia una psiquiatría crítica. Excesos y alternativas en salud mental*, Madrid, Enclave, 2013.

Perry, B. D., y Winfrey, O., *¿Qué te pasó? Trauma, autoayuda y superación*, Barcelona, Zenith, 2023.

Pérez Galdós, B., *Misericordia*, Madrid, Cátedra, 1971.

Pérez Álvarez, M., *Ciencia y pseudociencia en psicología y psiquiatría*, Madrid, Alianza, 2021.

Servan-Schreiber, D., *Curación emocional*, Madrid, Kairós, 2005.

Shem, S., *Monte Miseria*, Barcelona, Anagrama, 1997.

— *La casa de Dios*, Barcelona, Anagrama, 1999.

Sitges-Serra, A., *Si puede, no vaya al médico*, Barcelona, Debate, 2020.

Skrabanek, P., *La muerte de la medicina con rostro humano*, Madrid, Díaz de Santos, 1999.

Sontag, S., *La enfermedad y sus metáforas*, Madrid, Taurus, 1996.

Szasz, T., *El mito de la enfermedad mental*, Buenos Aires, Amorrortu, 1976.

Van der Kolk, B., *El cuerpo lleva la cuenta*, Barcelona, Eleftheria, 2015.

Van der Meersch, M., *Cuerpos y almas*, Barcelona, Plaza y Janés, 1960.

Vispe, A., y García-Valdecasas, J., *Postpsiquiatría*, Barcelona, Herder, 2018.

Whitaker, R., *Anatomía de una epidemia*, Madrid, Capitán Swing, 2011.

Penguin Random House Grupo Editorial, S.A.U.
Travessera de Gràcia, 47-49
ECZ, 8021
ES
https://www.penguinlibros.com/es/content/1334-seguridad-de-los-productos
seguridadproductos@penguinrandomhouse.com
+34 93 366 03 00

The authorized representative in the EU for product safety and compliance is

Penguin Random House Grupo Editorial, S.A.U.
Travessera de Gràcia, 47-49
ECZ, 8021
ES
https://www.penguinlibros.com/es/content/1334-seguridad-de-los-productos
seguridadproductos@penguinrandomhouse.com
+34 93 366 03 00

ISBN: 9791387598587
Release ID: 156867464